YOUNG ACADEMICS

Perspektiven auf Pflege | 1

Herausgegeben von
Dr. Sabine Ursula Nover,
Prof. Dr. Renate Stemmer und
Prof. Dr. Michael Bossle

Lola Maria Amekor

Dazwischen

Das Phänomen der Zwischenleiblichkeit aus der Perspektive beruflich Pflegender

Mit einem Vorwort von Dr. Sabine Ursula Nover

Tectum Verlag

Lola Maria Amekor
Dazwischen
Das Phänomen der Zwischenleiblichkeit aus der Perspektive beruflich Pflegender

Young Academics: Perspektiven auf Pflege; Bd. 1

ISBN 978-3-8288-4857-3
ePDF 978-3-8288-7979-9
ISSN 2941-265X

Umschlagabbildung: # 76042580 von whiteisthecolor | https://stock.adobe.com

Gesamtverantwortung für Druck und Herstellung:
Nomos Verlagsgesellschaft mbH & Co. KG
Printed in Germany

Besuchen Sie uns im Internet
www.tectum-verlag.de

Bibliografische Informationen der Deutschen Nationalbibliothek
Die Deutsche Nationalbibliothek verzeichnet diese Publikation
in der Deutschen Nationalbibliografie; detaillierte bibliografische
Angaben sind im Internet über http://dnb.d-nb.de abrufbar.

Vorwort

Was macht eine Beziehung zwischen professionell pflegenden und den zu pflegenden Personen aus? Was geschieht zwischen ihnen, um das zu verstehen, was aus unterschiedlichsten Gründen mit Worten nicht ausgedrückt werden kann? Was also ist das Besondere, das Spezifische, das Originäre pflegerischen Handelns? Lola Maria Amekor hat sich in ihrer Arbeit mit der so komplexen wie komplizierten Frage danach befasst, was der Kern pflegerischen Handelns ist, indem sie diesen Aspekten empirisch auf die Spur zu kommen sucht. Sie hat dazu die Leibphänomenologie als Perspektive und theoretische Fundierung gewählt, die ihr besonders ertragreich für das schwer Fassliche zu sein verspricht, das zwischen einer professionell pflegenden und einer zu pflegenden Person geschieht – jenseits von der pflegerischen Handlung und gleichzeitig entscheidungsbegründend für sie. Um diese Perspektive einnehmen zu können, formt sie eine Brille vor allem aus dem Konzept der Zwischenleiblichkeit von Maurice Merleau-Ponty und schärft die Gläser durch die Verknüpfung mit zwei weiteren komplexen philosophischen Denkfiguren; sie erweitert die Theoriebasis um Konzepte der Emotionalität und des personalen Raums von Thomas Fuchs und Konzepten des Fremden sowie der Responsivität von Bernhard Waldenfels. So gelingt es ihr, die für ihre Fragestellung zentrale Verbindung von Körper, Spüren und Begegnung argumentativ abzusichern: Wahrnehmung findet als Empfindung statt und ist zunächst unreflektierte Selbstwahrnehmung – das geschieht durch den Leib. In Ambiguität nimmt dieser sich selbst und sein Außen im Wechsel wahr und existiert in dieser Beziehung, der „Bewegung auf einen Gegenstand hin“ (S. 10).

Unsere uns umgebende Atmosphäre und das wechselseitige Verstehen der Intentionalität etwa von Gesten oder Blicken verbinden diese Konstruktionen mit der Figur der/des Anderen, die wir empfinden und wahrnehmen. So gerüstet gelangt Lola Maria Amekor folgerichtig zu der Auffassung, dieses Empfinden müsse in der pflegerischen Interaktion wie auch im Verstehen eine Rolle spielen, somit für Pflege zentral sein.

Um das empirisch nachzuweisen, wählt sie den Zugang zum Erleben Pflegender über Interviews, was wohl begründet ist, da sich das Erleben kaum beobachten lässt. Gleichzeitig ist aber schwer in Worte zu fassen, was sich Rationalem zunächst entzieht; daher analysiert Lola Maria Amekor die Transkripte mithilfe der Systematischen Metaphernanalyse nach Schmitt. Metaphern dienen den Sprechenden – auch – als Mittel, schwer zu Benennendes zu umschreiben; sie werden hier verstanden als Ausdrucksweise, die vorreflexive und vorsprachliche „Muster des Denkens und Handelns“ (S. 71) offenbar und somit rekonstruierbar werden lässt. Die in den Text eingestreuten Zitate lassen dieses schwer Fassbare aufleuchten, wenn man der Autorin folgt und durch die zur Verfügung gestellte Brille blickt. In der Synthese gelingt es Lola Maria Amekor, ein dicht gewobenes Bild des schwer greifbaren „Dazwischen“ zu zeichnen, das in der Rekonstruktion des Erlebens der befragten Pflegenden begreifbar geworden ist.

Diese Arbeit überzeugt durch ihren Facettenreichtum und die Güte der Diskussion. Indem sie zunächst in der Literatur sucht, was sie in der Empirie gefunden hat, um dem dann Neues hinzuzufügen, folgt die Autorin einem für die qualitative Forschung typischen, aber nicht häufig genug begangenem Weg. Die so aufgezeigten Verbindungen der Empirie zur ausgewählten Literatur und zur zugrunde gelegten Theorie bildet genau dieses Vorgehen ab: So wird die Bestätigung theoretischer Annahmen nicht deduktiv in der Empirie gefunden, sondern sie entdeckt, nach erfolgtem induktivem Erschließen der Fälle, abduktiv neue Regeln.

Die Idee, unterschiedliche Spezialisierungen in der Pflege könnten unterschiedliche Empfindungen von Zwischenleiblichkeit bedingen, führt zwar zunächst von der Ausgangsfrage nach dem Kern allen pflegerischen Handelns weg; darin ist aber eine Antwort darauf zu finden, wie sich dieses „Dazwischen“ im beruflichen Alltag ausgestaltet und wie es die Handlungspraxis tangiert.

Die Beschäftigung mit dem Phänomen des ‚Dazwischen‘ ist fesselnd; es gelingt der Autorin, die Lesenden in ihre eigene Begeisterung hineinzuziehen. Dabei hilft der gleichermaßen klare wie abwechslungsreiche Schreibstil; auch die nicht immer leicht verdaulichen philosophischen Grundlagen sind gut nachvollziehbar und anschaulich dargestellt. Diese Arbeit leistet einen wichtigen Beitrag zur pflegewissenschaftlichen Theoriebildung, da die Annahme, das Konzept der Zwischenleiblichkeit füge dem Beziehungsaspekt von Pflege eine zentrale erklärende Dimension hinzu, eindrücklich bestätigt werden konnte.

Dr. Sabine Ursula Nover

Danksagung

Sich intensiv mit einem Thema auseinanderzusetzen und zu forschen, ist immer eine aufwendige Angelegenheit, die sehr oft den Großmut und die Geduld der Menschen im Umfeld erfordert. So möchte ich zuallererst meinem Sohn Frederick Yao Mawunyo Amekor danken, der geduldig all meine Kurven und Sonderwege mitgegangen und dabei ein wunderbarer Mensch geworden ist.

Ihm möchte ich diese Arbeit widmen.

Einen weiteren Dank möchte ich Ursula Heiligenberg für die intensive Auseinandersetzung mit meinem Text, den hilfreichen Fragen und Korrekturen aussprechen, und dafür, dass wir uns als Wissenschaftlerinnen begegnen konnten. Tilly Dyga möchte ich für das sprachliche Korrekturlesen danken.

Iris Nußbaum möchte ich danken für die fruchtbaren Hinweise, Diskussionen und das Mit-mir-mit-Denken im laufenden Prozess.

Ich danke Freunden, Kolleg:innen und Kommiliton:innen, die mich ermutigt haben, mir stundenlang zugehört und meine Begeisterung für das Thema wohlwollend und manchmal auch neugierig betrachtet haben.

Ich möchte mich bei meinen Professor:innen bedanken, Herrn Prof. Dr. Manfred Hülsken-Giesler für die Ermutigung und Beratung zu Beginn meiner Forschungsarbeit.

Besonders hervorheben und danken möchte ich Dr. Sabine Ursula Nover. Sie hat die Betreuung der Thesis im laufenden Prozess übernommen. Sie hat die Gabe, Lernenden Wind unter die Flügel zu geben und trifft mit ihrer wertschätzenden und sachlichen Art und Weise den richtigen Ton, sodass ich zum ersten Mal in meinem Leben erleben konnte, dass mich kritische Kommentare und Fragen wachsen lassen können.

Inhalt

Abbildungs- und Tabellenverzeichnis

I. Einleitung

Als ich 1998 in der Friedrich-Husemann-Klinik, einer anthroposophischen Psychiatrie in Buchenbach bei Freiburg, als Krankenschwester arbeitete, war ich fasziniert von der Art und Weise, wie ärztliche Kolleg:innen Empfindungen und Wahrnehmungen von Mitarbeiter:innen aus der Pflege nicht nur ernst nahmen, sondern explizit danach fragten. Ich hatte gerade mein Studium in der Schauspieltherapie abgeschlossen und meine Sinne waren in den vier Jahren künstlerischer Arbeit extrem geschärft worden. Die Frage: „Wie empfindest Du diese oder jene Patient:in?"[1] war mir deshalb gar nicht fremd, und das detaillierte Forschen nach interaktionellen Qualitäten durch das Schauspielstudium sehr vertraut. In der Schauspielkunst geht es oft darum, etwas sichtbar und spürbar zu machen. Deshalb gehört Beobachten und Spüren zu grundlegenden Werkzeugen der Schauspielkunst, so wie Pinsel und Farbe Werkzeuge des Malers sind. Dieses Werkzeug konnte ich damals in der Arbeit mit psychiatrisch erkrankten Menschen gut nutzen.

Seit meiner Erfahrung in der Friedrich-Husemann-Klinik und verstärkt durch meine Ausbildung bei dem amerikanischen Psychologen und Coach Martin Sage, gilt mein besonderes Interesse dem Empfinden und Wahrnehmen in der Interaktion mit Menschen. Die Beschäftigung mit Elisabeth Conradis Werk „Take Care" (Conradi 2001) zeigten mir wie spezifisch der interaktionale Aspekt für Care-Momente ist und welche zentrale Bedeutung er damit auch für die pflegerische Versorgung hat. Auch im „(...) Zuge der politischen Debatte über Pflegenotstand, Berufsflucht und Attraktivität des Pflegeberufs einerseits und Würde des Pflegeemp-

1 Im Folgenden wird die Bezeichnung Patient:in, Patient:innen oder z. B. Teilnehmende benutzt. Gemeint sind damit immer alle Geschlechter.

fangenden und Gewalt in der Pflege andererseits, rücken wieder Aspekte wie Zuwendung, Fürsorge und Empathie." (Amekor 2019:3) genauso in den Fokus der Debatte wie die Frage nach der Attraktivität des Pflegeberufs (vgl. Brieskorn-Zinke 2019).

Viele Begegnungen und Gespräche mit Pflegenden in meinen Seminaren weckten in mir den Wunsch, diese Aspekte näher zu erforschen. Dabei ist die Frage nach dem Originären der Pflege handlungsleitend.

Sinn- und Situationsverstehen sind für das pflegerische Handeln unerlässlich und wesentlicher Bestandteil qualitativ hochwertiger Pflege. Leibphänomenologische Ansätze stellen einen theoretischen Rahmen zur Verfügung, um das schwer Greifbare des pflegerischen Handelns auf einer wissenschaftlichen Grundlage zu untersuchen.

Im Rahmen der Erforschung einer guten Versorgung von dementiell erkrankten Menschen rückt zurzeit das in den leibphänomenologischen Ansätzen zentrale Konzept der Zwischenleiblichkeit verstärkt in den Mittelpunkt der Überlegungen. Dies führte die Autorin zu der Frage, ob das Konzept der Zwischenleiblichkeit nur für die Arbeit mit dementiell erkrankten Menschen bedeutsam ist, oder auch für pflegerisches Handeln in anderen Bereichen der Pflege von Bedeutung sein könnte und ebenso, wie beruflich Pflegende selbst zwischenleibliche Ereignisse erleben.

In der vorliegenden Arbeit wurde zunächst das Konzept der Zwischenleiblichkeit und die für das Verständnis bedeutsamen Aspekte und Konzepte bei den Philosophen Maurice Merleau-Ponty, Bernhard Waldenfels und Thomas Fuchs untersucht und dargestellt. Daran anschließend wurde eine Forschungsfrage formuliert, die durch die nachfolgende Untersuchung der Forschungslage weiter konkretisiert wird. Im weiteren Verlauf wird die Methode zur Erforschung der Forschungsfrage hergeleitet, begründet und vorgestellt. Das methodische Vorgehen gibt Aufschluss über die Anwendung der Methode auf die Forschungsfrage und leitet über zu den Ergebnissen. Es wurden fünf examinierte Pflegefachpersonen aus drei verschiedenen Krankenhäusern interviewt. Die Interviews wurden nach der Transkription mit der systematischen Metaphernanalyse untersucht. Im letzten Teil der Arbeit werden die vorliegenden Ergebnisse entlang der theoretischen Rahmung und den aus der systematischen Literaturrecherche ausgewählten Beiträgen diskutiert.

II. Theoretischer Hintergrund

In diesem Kapitel wird das Konzept der Zwischenleiblichkeit vorgestellt und erörtert. Beginnend mit den Ausführungen von Maurice Merleau-Ponty, der in seinen Schriften die Grundlagen für das Konzept der Zwischenleiblichkeit schaffte und den Begriff Intercorporeité prägte, der von Waldenfels mit Zwischenleiblichkeit übersetzt wurde (Waldenfels 2016b). Bernhard Waldenfels, Schüler von Maurice Merleau-Ponty, erweiterte das Konzept der Zwischenleiblichkeit. Er beschäftige sich umfassend mit den Aspekten des Fremden und des Fremdverstehens. Mit dem Konzept der *Responsivität des Leibes* und *dem leiblichen Responsorium* schaffte er eine Konkretisierung bedeutsamer Prozesse in der leiblichen Interaktion und Intersubjektivität. Mit der Ausarbeitung der zwischenleiblichen Resonanz durch Thomas Fuchs wird das Konzept der Zwischenleiblichkeit um die Dimension der Emotionalität und des personalen Raumes erweitert und vertieft.

Im nun Folgenden werden diese drei Konzepte erläutert, um Grundlage und Ausgangspunkt für das weitere Forschungsanliegen zu verdeutlichen.

II.1. Entwicklung und Bedeutung des Konzepts der Zwischenleiblichkeit bei Maurice Merleau-Ponty

Der französische Philosoph Maurice Merleau-Ponty (1908–1961) war ein Zeitgenosse der Philosoph:innen Husserl, Heidegger, Sartre und de Beauvoir. Von 1949–1952 war er Professor für Entwicklungspsychologie an der Sorbonne und von 1952 bis zu seinem plötzlichen Tod leitete er als Professor für Philosophie den Lehrstuhl am Collège de France. Zusammen mit Jean Paul Sartre und Simone de Beauvoir war er Mitbegründer und Mitherausgeber der Zeitschrift *Les Temps Moderne* (vgl. Alloa et al. 2012). Aufgrund seines engen Kontakts zu Sartre und de Beauvoir wurde er oft zu den Existentialisten gezählt. Doch fasste er die Phänomenologie weniger als Erkenntnistheorie, sondern als Methode auf, um die philosophischen Voraussetzungen, die in psychologischen Begriffen versteckt sind, aufzudecken. Die Phänomenologie als Methode kann dabei für ihn zur Erkenntnistheorie führen (vgl. Bermes 2012). Nach dem Bruch mit Sartre beendete er auch seine Arbeit an der Zeitschrift. Er promovierte 1945 mit zwei Werken: *Struktur des Verhaltens* und *Phänomenologie der Wahrnehmung* (vgl. Alloa et al. 2012). In beiden Werken ist Merleau-Pontys Gegenstellung zu Empirismus und Intellektualismus präsent (vgl. Bermes 2012).

In seinen Überlegungen zur sinnlichen Wahrnehmung nimmt der Leib die zentrale Stellung des *In-der-Welt-Seins* und des *Zur-Welt-Seins* (vgl. Merleau-Ponty 2010) ein. Im Anschluss an Husserl revidierte er dessen Wahrnehmungsphänomenologie und führte dessen Analyse der lebensweltlichen und naturwissenschaftlichen Einstellung weiter.

Merleau-Ponty stellte in seinem Bestreben gegen einen allgegenwärtigen Cartesianismus den Leib als Erkenntnisorgan in den Mittelpunkt seiner Arbeiten (vgl. Bermes 2012).

In exemplarischer Weise, so Fuchs, habe Merleau-Ponty den Schritt von der transzendentalen Phänomenologie zur Leibphänomenologie vollzogen (vgl. Fuchs 2000). Die Beweisführung, dass Denken und Handeln leiblich verankert sind, sieht Böhnke als Hauptfokus der Arbeiten von Merleau-Ponty (vgl. Böhnke 2010). Nach Hülsken-Giesler betont Merleau-Ponty das „vorbewusste präreflexive Moment des leiblichen Erlebens“ (Hülsken-Giesler 2008:87) und schriebe diesem eine Fähigkeit zu Sinnstiftung im Sinne einer ‚leiblichen Intentionalität‘ zu (ebd.).

> „Merleau-Ponty bestimmt Leiblichkeit dabei in der Ambiguität einer Seinsweise, die einerseits Wahrnehmung und Erfahrung erst ermögliche (‚corps propre‘) andererseits dem Menschen aber auch verfügbar ist (‚corpsphysical‘).“ (ebd.).

Als zentrale These bei Merleau-Ponty sieht Hülsken-Giesler, dass beide Seinsweisen die Grundstruktur der menschlichen Existenz bildeten (ebd.).

Um das Phänomen der Leiblichkeit zu untersuchen, nutzte Merleau-Ponty Forschungsergebnisse aus der Neurologie, Pädiatrie und der Gestaltpsychologie. Der Körper steht als das anatomische Objekt und der Leib als das Medium für *das In-der-Welt-Sein / das Zur-Welt-Sein*, als das Medium der Sinne und der Bewegungen. Insofern bezeichnet der Leib das Verbundene und der Körper das Getrennte (vgl. Fuchs 2004). Eine Reduzierung auf die Bewusstheit des Leibes scheint Merleau-Ponty verkürzt, denn das Bedeutsame der Wahrnehmung liegt im Vorreflexiven, das eine eigene Absichtlichkeit, ein eigenes In-der-Welt-stehen besitzt (vgl. Fuchs 2000).

Die Begriffe Empfindungen, Leib, Intentionalität, Ambiguität und Intersubjektivität sind für das Verständnis des Konzepts der Zwischenleiblichkeit bei Merleau-Ponty zentral. Im Folgenden sollen diese Begriffe der Philosophie Merleau-Pontys erklärt werden, um aus diesem Verständnis heraus das Konzept der *Zwischenleiblichkeit* zu entfalten.

Empfindungen

Ausgangspunkt und Referenzpunkt seiner Überlegungen in seinem Werk *Phänomenologie der Wahrnehmung* ist für Merleau-Ponty die Empfindung. Er fordert eine neue Definition des Begriffs, denn der „klassische Begriff der Empfindung war kein Reflexionsbegriff, sondern spätes Produkt eines den Gegenständen verhafteten Denkens, (...)." (Merleau-Ponty 2010:29). Er legt dabei sein Augenmerk auf die Wahrnehmung als Empfindung, und zwar in der Form der Einwirkung auf das eigene Erleben.

> „Unter Empfindung kann zunächst die Weise meiner Affizierung, die Erfahrung eines Zustandes meiner selbst verstanden werden." (Merleau-Ponty 2010:21).

Er legt dar, dass in der Empfindung der Mensch sich nicht unterscheide vom Empfundenen und beschreibt die Empfindung als einen undifferenzierten, punktuell augenblicklichen Impuls. Nicht das Getrennt-sein und objektive Betrachten und Bewerten der Dinge und Welt ist das Zentrale in der Empfindung, sondern das In-der-Welt-stehen, Sich-berühren-lassen und Verbunden-sein mit den Dingen (vgl. Merleau-Ponty 2010). Empfindungen in seinem Sinne sind präreflexiv oder vorobjektiv. So resümiert er und setzt damit den Ausgangspunkt seiner Forschung folgendermaßen:

> „Diesen vorobjektiven Bereich eben gilt es in uns zu erforschen, wollen wir das Empfinden verstehen." (Merleau-Ponty 2010:31)

Dem allgegenwärtigen Cartesianismus widerstrebend, fragt Merleau-Ponty nach dem, was vor dem Denken existiert und die Welt dem Menschen lebendig macht. Dabei ist der Leib als „mein Gesichtspunkt für die Welt" (Merleau-Ponty 2010:95) für Merleau-Ponty zentral.

Der Leib

Im Leib, als das Medium für das In-der-Welt-Sein / das Zur-Welt-Sein, als das Medium der Sinne und der Bewegungen, sind Empfindungen wahrnehmbar oder bemerkbar. Der Leib unterscheidet sich vom materiellen Körper, ist jedoch nicht getrennt von ihm. Er ist „zwischen Subjekt und Objekt eine dritte Seinsweise" (Merleau-Ponty 2010: 405) und zentral in unserem Weltenerleben, denn der

> „(...) Leib ist in der Welt wie das Herz im Organismus: er ist es, der alles sichtbare Schauspiel unaufhörlich am Leben erhält, es innerlich ernährt und beseelt, mit ihm ein einziges System bildend." (Merleau-Ponty 2010:239).

Der Mensch steht in der Welt und zu der Welt mit ihren Dingen und Personen leiblich, weil er mit und durch den Leib die Welt mit Ihren Dingen und Personen empfindet und erlebt, „(...) insofern wir zur Welt sind durch unseren Leib und mit ihm sie wahrnehmen." (Merleau-Ponty 2010:243).

Der Mensch erlebt und empfindet durch seinen Leib, bevor er das Erlebte und Empfundene in einem Denkprozess denken, vorstellen oder reflektieren kann: „(...) da der Leib immer schon mit uns ist und wir dieser Leib sind." (Merleau-Ponty 2010:243)

Nicht nur als Empfindender, sondern auch als Empfundener und auch als Verbindender sieht Merleau-Ponty den Leib. Er verbindet den Menschen mit der ihn umgebenden Welt, denn der Leib „(...) vereinigt uns durch seine Ontogenese direkt mit den Dingen, (...)" (Merleau-Ponty 2004:179).

Mit seiner Leiblichkeit ist der Mensch also in der Welt und seine Leiblichkeit ist gleichzeitig der Ausgangspunkt zur Welt. Der Mensch erlebt sich in den Relationen zu der ihn umgebenden Welt, er berechnet nicht räumliche Koordinaten in Form einer Denktätigkeit. Er erlebt sich in dem Raum.

> „Die Welt, die *ich habe*, ist ein unvollendetes Individuum, und ich habe sie durch meinen Leib hindurch, der das Vermögen dieser Welt ist; (...) nicht aber in der Art einer logischen Implikation und nach Art der Bestimmung einer unbekannten Größe durch deren objektive Verhältnisse zu bekannten Größen, sondern in einer wirklichen Implikation, insofern nämlich mein Leib Bewegung auf die Welt zu ist und die Welt der Stützpunkt meines Leibes." (Merleau-Ponty 2010:401/ Hervorhebungen im Original)

Der Leib macht die Welt für den Menschen lebendig und erfahrbar. Durch den Leib wird die Welt zum Erlebnis, er ist in diesem Zusammenhang auch eine Art Resonanzkörper, in dem Ton, Farbe und Wort Bedeutung bekommen und Erfahrung und Erlebnis werden, denn:

> „(...) er ist ein für alle anderen Gegenstände *empfindlicher* Gegenstand, der allen Tönen ihre Resonanz gibt, mit allen Farben mitschwingt und allen Worten durch die Art und Weise, in der er sie aufnimmt, ihre ursprüngliche Bedeutung verleiht." (Merleau-Ponty 2010:276)

Mit und durch den Leib wird das organische Sehen in Form von physiologischen Abläufen zwischen Farbe, Auge, Gehirn usw. zum Erleben von Rot als Empfindung von anregend, beängstigend oder als Gefahr.

Aus „(...) ‚Dingen' und aus ‚Zwischenräumen' zwischen den Dingen" (Merleau-Ponty 2010:35/Hervorhebung im Original) bildet sich das Feld der Wahrnehmung (vgl. Merleau-Ponty 2010). Erst das Empfinden hebt die gesehene Farbe, den gehörten Ton oder das verstandene Wort aus ihrer

Eindimensionalität und lässt sie durch die leibliche Empfindung zu einer lebendigen Erfahrung werden. Die Bedeutung von Farben, zum Beispiel Rot als Gefahr, Grün als Beruhigung, kann auf einer gedanklichen Ebene als Bedeutung verstanden werden, das Erleben dieser Bedeutungen ereignet sich jedoch auf der leiblichen Ebene (vgl. Merleau-Ponty 2004; 2010).

Merleau-Ponty grenzt den Leib und das leibliche Wahrnehmen vom Denken ab:

> „(...) haben wir einen Leib, und das heißt, nicht ein permanentes Denkobjekt, sondern Fleisch, das leidet, wenn es verletzt wird, und Hände hat, die berühren (...)“ (Merleau-Ponty 2004:180)

So ist also der Leib als das Vermögen zu sehen, zu berühren, zu empfinden und dabei kein statisches Etwas, sondern im beständigen Wechsel zwischen dem Wahrnehmen des Außen und dem Wahrnehmen des Leibes selbst. Es seien, so Merleau-Ponty, zwei Seiten ein und desselben Aktes (vgl. Merleau-Ponty 2010).

Damit zeigt Merleau-Ponty eine Zwischenstellung des Leibes zwischen der Welt und dem Menschen selbst auf. Der Begriff der Zwischenstellung jedoch ist nur bedingt passend, da der Mensch nicht Leib hat, sondern Leib ist. Denn der „(...) dazwischengeschaltete Leib ist selbst nicht Ding, Verbindungsstoff, Bindegewebe, sondern er ist empfindbar für sich, (...)“ (Merleau-Ponty 2004:178).

Ambiguität des Leibes

Die Ambiguität des Leibes macht seine Zwischenstellung aus (vgl. Fuchs 2000) und zeigt den Verbundenheitscharakter des Leibes. Dem Leib ist ein Doppelcharakter zu Eigen, indem er Wahrnehmender und Wahrgenommener, Sehender und Gesehener, Empfindender und Empfundener zur gleichen Zeit ist.

> „Wir behaupten also, daß unser Leib ein zweiblättriges Wesen ist, auf der einen Seite ist er Ding unter Dingen, und auf der anderen sieht und berührt es sie; (...).“ (Merleau-Ponty 2004:180).

Die Erfahrung des eigenen Leibes legt die Zweideutigkeit des Seins offen (vgl. Merleau-Ponty 2010). Leiblich existieren immer verschiedene Aspekte, wie zum Beispiel Motorik, Sinne, Geschlechtlichkeit, doch kann man sie weder objektivieren und einzeln sehen, noch sind Kausalbezüge möglich, sondern sie verschlingen sich „... sämtlich auf verworrene und implizite Weise (...) in ein einziges Drama." (Merleau-Ponty 2010:234).

Räumlichkeit des Leibes

Der Leib im Raum ist nicht als Gegenstand zu begreifen. Der Arm liegt nicht wie ein weiteres Ding auf dem Tisch neben der Tasse, die neben der Kanne steht. Der Raum des Armes ist nicht Zusammensetzung von einzelnen Punkten, so wie der Raum der Hand „(...) kein Mosaik von Raumwertigkeiten." (Merleau-Ponty 2010:121) ist. Der ganze Körper ist „(...) kein Gerüst räumlich zusammengestellter Organe." (ebd.). Der Körper wird als Ganzes erlebt:

> „Ich habe ihn inne in einem unteilbaren Besitz, und die Lage eines jeden meiner Glieder weiß ich durch ein sie alle umfassendes *Körperschema*." (ebd./Hervorhebung im Original).

Die Räumlichkeit des Leibes wird vom Ganzen her in die Teile gesehen werden, deshalb integriert sich das Empfinden der Hand in die Gesamtheit des Körperschemas (vgl. ebd.:124). Der Umriss des Leibes bilde eine Grenze, die von den gewöhnlichen Raumbeziehungen unüberschritten bleibe (vgl. ebd.:121).

So kommt Merleau-Ponty auch zu dem Schluss, dass man den Raum nicht als im Raum seiend verstehen kann, sondern vielmehr, dass er darin wohne (vgl. ebd.:169) und die „(...) Räumlichkeit des Leibes ist die Entfaltung seines Leibseins selbst, die Weise, in der er als Leib sich realisiert." (Merleau-Ponty 2010:179).

Der Leib ist nicht nur auf die Person selbst, deren In-der-Welt-sein und auf einen bestimmten Raum begrenzt. Merleau-Ponty sieht vielmehr die „affektive Gegenwart und die Ausdehnung des Leibes" (ebd.:178) für gegeben:

> „(...), wenn ich überhaupt den Raum meines Leibes riesengroß oder winzig klein fühlen kann, so weil es eine affektive Gegenwart und Ausdehnung des Leibes gibt, die in objektiver Räumlichkeit weder ihre zureichende Bedingung findet (...) noch auch nur ihre notwendige Bedingung hat (...)." Merleau-Ponty 2010:178).

Die Dinge und Welt sind dem Menschen mit den Teilen seines Leibes gegeben „(...), nicht dank einer „natürlichen Geometrie", sondern in lebendiger Verknüpfung, vergleichbar oder vielmehr identisch mit der, die zwischen den Teilen meines Leibes selbst herrscht" (Merleau-Ponty 2010: 241/Hervorhebung im Original).

Intentionalität des Leibes

Doch der Leib an sich, im Ruhezustand, bliebe eine „dunkle Masse" (Merleau-Ponty 2010:372); nur in der Einheit der Dinge erfassen wir die Einheit des Leibes. Von den Dingen her wird die Funktionalität erfahrbar (vgl. Merleau-Ponty 2010).

> „(...) als bestimmtes und identifizierbares Sein nehmen wir ihn [den Leib/ Anmerk.d.Verf.] erst wahr, wenn er sich auf die Dinge zu bewegt, sich intentional dem Außen zu entwirft, (...)" (Merleau-Ponty 2010:372).

Der Leib ist in der Lage, Bewegungen zu beabsichtigen und in diesem Sinne versteht Merleau-Ponty auch Motorik als eine „ursprüngliche Intentionalität" (Merleau-Ponty 2020:166). Bewegung ist, in seinem Sinne, nicht eine gedachte Bewegung und der Körperraum ist kein imaginierter Raum, sondern Bewegung und Körperraumempfindung entstehen immer aufgrund einer Beziehung zu Gegenstand oder Raum. Die Bewegung auf einen Gegenstand hin impliziere einen Verweis auf den Gegenstand als dieser bestimmte Gegenstand, nicht als Vorstellung (vgl. Merleau-Ponty 2010:166f), denn:

> „(...) seinen Leib bewegen heißt immer, durch ihn hindurch auf die Dinge abzielen, ihn einer Aufforderung entsprechen lassen, die an ihn ohne den Umweg über irgendeine Vorstellung ergeht." (Merleau-Ponty 2010:168)

An Beispielen der Apraxie, in der der Arm nicht absichtsvoll auf etwas hinbewegt werden kann, jedoch absichtslos nach einer Fliege geschlagen werden kann, zeigt Merleau-Ponty die Intentionalität des Leibes auf. Nur wenn Gegenstände für den Leib existent sind, kann er sich darauf hinbewegen (vgl. Merleau-Ponty 2010). Es zeigt,

> „(...), daß der Leib seine Welt hat und daß die Gegenstände wie auch Raum unserer Erkenntnis nicht gegenwärtig zu sein vermögen, ohne es für unseren Leib zu sein." (Merleau-Ponty 2010:169).

Insofern definiert Merleau-Ponty das Bewusstsein, als „(...) Sein beim Ding durch das Mittel des Leibes." (Merleau-Ponty 2010:168).

Intentionalität ergibt sich nicht aus einem Gedachten, sondern aus dem Vermögen, dem Tun und aus der Bezogenheit auf den Gegenstand (vgl. Merleau-Ponty 2010:166). Bewegungen vollzieht der Mensch nicht in einem leeren Raum, sondern bezogen auf Richtung oder Ding. Der Mensch verweist in der Geste, in der Bewegung schon auf den Gegenstand, der wiederum der Geste oder Bewegung Sinn und etwas leiblich Erfahrbares verleiht.

> „Die Geste der Hand, die sich auf einen Gegenstand zu bewegt, impliziert einen Verweis auf den Gegenstand nicht als solchen der Vorstellung, sondern als dieses sehr bestimmte Ding, auf das wir uns hin entwerfen, bei dem wir vorgreifend schon sind und das wir gleichsam umgeistern." (Merleau-Ponty 2010:167)

Intentionalität sieht Merleau-Ponty nicht nur im Zusammenhang mit Bewegungen, sondern auch im Zusammenhang mit der Wahrnehmung bzw. der Sinne. Das Wahrnehmen der Blätter weißen Papiers, von denen einige im Dunkeln, andere im Licht sind, kann nur durch das gerichtete Wahrnehmen in Gänze erfasst werden. Es bedarf dabei einer Absichtlichkeit (vgl. Merleau-Ponty 2010).

Im Rahmen einer affektiven Intentionalität beschreibt Merleau-Ponty „affektive Tatsachen" (Merleau-Ponty 2010:430) wie Liebe und Wille als innere Akte, die ihren Gegenstand selbst erzeugen. So ist Lieben das

„(...) Bewußtsein eines Gegenstandes als liebenswert (...)" (ebd.). Er stellt fest, dass das Gefühl, auch wenn eine Täuschung als Möglichkeit existiert, wahr sei, in dem Moment, in dem es gefühlt werde (vgl. Merleau-Ponty 2010: 431).

Intersubjektivität oder die Möglichkeit des Anderen

Ausgehend von der Überlegung, dass die Welt mit Ihren Gegenständen vom Menschen in sich selbst empfunden wird (vgl. Merleau-Ponty 2010: 397), zeigt Merleau-Ponty auf, dass Naturobjekte und die Welt nur Zugang zum Menschen bekommen, wenn sie die Möglichkeit des Empfundenwerdens in sich trügen.

> „Und in gewisser Hinsicht ist jeder Gegenstand zuerst ein Naturobjekt, das sich aus Farben, Gefühls- und Gehörsqualitäten zusammensetzen muß, soll es in mein Leben eintreten können." (Merleau-Ponty 2010:398).

Jeder sei von einer menschlichen Atmosphäre umgeben und hinterlasse diese auch wie Spuren, die man zum Beispiel bemerken kann, wenn Menschen erst kürzlich aus einem Haus ausgezogen sind (vgl. Merleau-Ponty 2010:399).

> „(...), daß spontane Akte, durch die Menschen ihrem Leben Gestalt geben, sich äußerlich sedimentieren und als dann die anonyme Existenzweise der Dinge sich zueignen." (ebd.).

Der Mensch empfindet die Existenz des Anderen in der leiblich wahrnehmbaren Atmosphäre der Dinge der Kulturwelt. Doch vor allem ist „(...) der erste aller Kulturgegenstände, derjenige, dem alle anderen ihr Dasein erst verdanken, (...) der Leib des Anderen, als Träger seines Verhaltens." (Merleau-Ponty 2010:400) Im objektiven Denken bleiben der eigene und der Leib des Anderen unbewohnt, doch aus der Perspektive der Leib- und Welterfahrung kommunizieren Leib und Welt miteinander in einem Erfahrungssystem. Wenn „(...) mein Leib Bewegung auf die Welt zu ist und die Welt der Stützpunkt meines Leibes (...)" (Merleau-

Ponty 2010:401) ist, erlebt und empfindet der Mensch Welt und Dinge und Personen, anstatt sie zu denken oder vorzustellen.

Im intersubjektiven Zusammenhang kann sich der Mensch von der Sozialwelt als Dimension der Existenz zwar abwenden, „(...), aber nie aufhören, in Bezug zu ihr situiert zu sein." (Merleau-Ponty 2010:414).

Intersubjektiv gelte das Verhalten zu fassen, das auf sichtbaren Leibern sich abzeichne, zur Erscheinung gelange, ohne in ihnen reell enthalten zu sein (Merleau-Ponty 2010:402). Grundlage für das Erfahren und Erleben des Anderen sieht Merleau-Ponty darin, dass in den Strukturen des Für-Andere-seins schon Dimensionen des Für-sich-seins sein müssten (vgl. Merleau-Ponty 2010:508).

Intentionalität in der Intersubjektivität

Die Intentionalität in der Intersubjektivität wird bei Merleau-Ponty durch Gesten und Blicke erfahrbar und ist darin präsent. Wir verstehen die Bedeutung von Gesten und Blicken, indem wir die Intentionalität dieser leiblich empfinden.

Beispielhaft zeigt Merleau-Ponty dies am Verhalten des Kindes. Nimmt ein Erwachsener im Spiel die Finger eines 15 Monate alten Kindes zwischen die Zähne, so nimmt das Kind die Intention des Beißens leiblich auf und öffnet seinerseits den Mund zum Beißvorgang, denn *Beißen* habe eine intersubjektive Bedeutung:

> „Es nimmt in seinem Körper seine Intentionen wahr, meinen Leib mit dem seinen, und so meine Intentionen in seinem Körper." (Merleau-Ponty 2010:403)

Das Verstehen von Gesten und damit auch die Kommunikation zwischen Menschen, so Merleau-Ponty, gründe sich auf der wechselseitigen Entsprechung meiner Intentionen und der Gebärden des Anderen und andersherum (vgl. Merleau-Ponty 2010). „Dann ist es, als wohnten seine Intentionen meinem Leibe inne und die meinigen seinem Leibe." (Merleau-Ponty 2010:219).

Im Kreuzen der Blicke „(...) vollziehe ich die fremde Existenz in einer Art Reflexion nach." (Merleau-Ponty 2010:403). Der Blick hülle die sichtbaren Dinge ein, taste sie ab und vermähle sich mit ihnen. (vgl. Merleau-Ponty 2004:175).

Es existiert eine Verbundenheit zwischen den Leibern, so dass wir die Intentionen des anderen erleben können. Zwischen Blickendem und Erblicktem scheint im Blick eine Verbindung zu sein. Das Erkenntniswerkzeug ist der Leib (Merleau-Ponty 2010:403). Aggression oder Liebe in einer Geste oder einem Blick kann erlebt werden, genauso wie Zuwendung oder Abkehr in einem intersubjektiven Geschehen erfahrbar ist, denn:

> „Zwischen meinem Bewußtsein und meinem Leib, so wie ich ihn erlebe, zwischen diesem meinem phänomenalen Leib und dem des Anderen, so wie ich ihn von außen sehe, herrscht ein inneres Verhältnis, welches den Anderen als die Vollendung des Systems erscheinen läßt." (Merleau-Ponty 2010:403f)

Dieses *innere Verhältnis*, von dem Merleau-Ponty hier spricht, weist schon auf das Konzept der Zwischenleiblichkeit hin. So soll nun im Anschluss an die Begriffsklärung von Empfindungen, Leib und Intersubjektivität in Merleau-Pontys Werk das Konzept der Zwischenleiblichkeit entfaltet werden.

Zwischenleiblichkeit

Aus dem Verständnis der Zwischenstellung des Leibes, wie ihn Merleau-Ponty darstellt, erscheint in intersubjektiven Zusammenhängen das Konzept der Zwischenleiblichkeit als konsequente Weiterführung. Denn so wie der Mensch die Welt mit ihren Dingen durch seinen Leib erlebe, erlebe er, nach Merleau-Ponty, auch den Anderen durch seinen Leib (vgl. Merleau-Ponty 2010). Denn:

> „(...) eben mein Leib ist es, der den Leib des Anderen wahrnimmt, und er findet in ihm so etwas wie eine wunderbare Fortsetzung seiner eigenen Intentionen, eine vertraute Weise des Umgangs mit der Welt; (...)" (Merleau-Ponty 2010:405)

Ausgangspunkt für die Begegnung mit anderen Menschen ist der Leib mit seiner Intentionalität, „(...) insofern nämlich mein Leib Bewegung auf die Welt zu ist und die Welt der Stützpunkt meines Leibes." (Merleau-Ponty 2010:401)

Der eigene Leib ist nicht begrenzt auf den eigenen Raum. Mit dem Leib wird die Person nicht nur wahrgenommen, es findet nicht nur ein verbaler, sondern auch ein leiblicher Dialog und leibliche Wahrnehmung statt „(...) und eben mein Leib ist es, der den Leib des Anderen wahrnimmt, (...)" (ebd.:405). Der eigene und der Leib des Anderen bilden dann eine gemeinsame Sphäre, in der der eigene genauso wie der fremde Leib ein gemeinsames System bilden:

> „(...) und wie die Teile meines Leibes ein zusammenhängendes System bilden, bilden somit auch der fremde Leib und der meinige ein einziges Ganzes, zwei Seiten eines einzigen Phänomens, und die anonyme Existenz, deren Spur mein Leib in jedem Augenblick ist, bewohnt nunmehr die beiden Leiber in eins." (ebd.:405).

Merleau-Pontys Überlegungen zur Zwischenleiblichkeit beginnen bei der Beschreibung des Vorgangs, wenn sich die Hände einer Person berühren. So sind beide Hände berührende und berührte zugleich. Die Hand kann zugleich berührende und berührte, also empfindende sein, wenn sie „(...) von innen her empfunden und zugleich von außen her zugänglich ist, (...)" (Merleau-Ponty 2004:176).

> „Durch dieses Überkreuzen von Berührendem und Berührbarem (...) werden ihre Eigenbewegungen Teil des Universums, das sie befragen und tragen sich ein auf derselben Karte wie dieses: die beiden Systeme passen zueinander wie die beiden Hälften einer Orange." (Merleau-Ponty 2004:176)

Dadurch wird deutlich, dass sich im Prozess des Wahrnehmens und Empfindens leiblich die Trennung zwischen zwei Individuen oder Objekten auflöst und ein gemeinsames Feld entsteht. Zunächst nur als die Hände einer Person gedacht, bezieht sich Merleau-Ponty im nächsten Schritt auf die Berührung der Hände von zwei verschiedenen Personen und vermutet dasselbe Phänomen:

> „(...) warum sollte ich dann, wenn ich die Hand eines Anderen berühre, in ihr nicht auf dasselbe Vermögen der Vermählung mit den Dingen stoßen, auf das ich bei mir selbst gestoßen bin?" (Merleau-Ponty 2004:185)

Die präreflexive und präobjektive Einheit des Leibes verbindet einzelne Bewusstseinserlebnisse zu einem Ganzen, zu der Erfahrung eines einheitlichen Leibes, in dem Berührt-werden und Berühren nicht mehr nebeneinanderstehen (vgl. Merleau-Ponty 2004).

> „(...) und infolgedessen ist die kleine Privatwelt des einen Organs der Privatwelt des anderen nicht bloß an die Seite gestellt, sondern von Ihr umgeben und ihr entnommen; (...)" (Merleau-Ponty 2004:186)

Diese Verknüpfung der Privatwelten von zwei Organen zeigt sich zum Beispiel in dem gemeinsamen Erleben eines Sonnenuntergangs. Das, was die eine Person sieht und beschreibt, wird für den Anderen erlebbar auf der leiblichen Ebene:

> „(...) sofort geht das, was ich sehe, durch die einstimmige Tätigkeit seines Leibes und meines eigenen in ihn über, (...)" (Merleau-Ponty 2004:187)

An dieser Stelle wird nun noch einmal die Ambiguität des Leibes deutlich, der nicht nur das eine (Berührender), sondern auch das andere (Berührter) ist, und dieser Zustand springt in der leiblichen Verflechtung hin und her, unterliegt einer permanenten Reversibilität. Hier erahnt Merleau-Ponty ein zwischenleibliches Sein, das über die Dinge hinaus geht:

> „Die Reversibilität des Sichtbaren und des Berührbaren öffnet uns zwar noch nicht dem Unkörperlichen, aber doch einem zwischenleiblichen Sein, einem präsumptiven Bereich des Sichtbaren und des Berührbaren, der sich weiter ausdehnt als die Dinge, die ich gegenwärtig berühre und sehe." (Merleau-Ponty 2004:187).

In einem Kreislauf von Berührendem und Berührtem verbinden sich auch die Kreise verschiedener Empfindungen; Berührbares schreibt sich in Sichtbares, Sehendes in das Berührbare und eine weitergehende Ausbreitung auf alle Körper. In der Trennung von Empfundenem und Empfindenden entsteht eine Kommunikation, in der Merleau-Ponty den Übergangscharakter von einem Leib auf den anderen begründet sieht (vgl. Merleau-Ponty 2004:188). In dieser Kommunikation des Übergangs von einem Leib auf den anderen verweben und verflechten sich die beiden Leiber und:

> „Zum ersten Mal verkuppelt sich der Leib nicht mehr mit der Welt, er umschlingt einen anderen Leib indem er sich sorgfältig und gänzlich auf ihn einläßt (...), fasziniert durch die einzige Beschäftigung, sich mit einem anderen Leben im Sinn treiben zu lassen und sich zum Außen seines Inneren und zum Inneren seines Außen zu machen." (Merleau-Ponty 2004:188f).

Diese Reversibilität vermöge Verbindungen zwischen den Leibern knüpfen, „(...) die diesmal den Kreis des Sichtbaren nicht nur erweitern, sondern ihn endgültig überschreiten." (Merleau-Ponty 2004:189). Für den Menschen ist der Andere existent, weil er in dieser Ausdehnung des Leibes ein Mit-Existieren, ein Mit-Sein erreicht.

> „Der Andere erscheint durch eine Ausdehnung dieser ‚Kompräsenz', er und ich sind wie die Organe einer einzigen Zwischenleiblichkeit (intercorporéité)." (Merleau-Ponty 2003:256).

Merleau-Ponty benutzt auch den Begriff des Chiasmus, um das Verhältnis des Menschen zu den Anderen zu benennen. So gebe es keine Aufteilung in Für-sich und Für-Andere im Sinne einer Antithese. Es gebe keine Rivalität, sondern vielmehr ein „Mitfungieren" (Merleau-Ponty 2004:274).

„Wir funktionieren wie ein einziger Leib." (ebd.)

II.2. Die Weiterentwicklung des Konzepts der Zwischenleiblichkeit bei Bernhard Waldenfels durch den Aspekt des Fremden und das Konzept der Responsivität

Bernhard Waldenfels (*1934) war seit 1976 bis zu seiner Emeritierung 1999 ordentlicher Professor für Philosophie an der Ruhr-Universität Bochum.

Für Waldenfels stellt sich der Leib als Grundphänomen dar, welches an der Gestaltung anderer Phänomene wie z. B. Zeit oder Sprache, beteiligt ist. Dabei ist der Leib nicht Teil des Gegenstandsfeldes, sondern vielmehr die Art und Weise des Zugangs zu der Welt (vgl. Waldenfels 2016b:9).

Während für Merleau-Ponty der Leib Bewegung auf die Welt zu ist und die Welt der Stützpunkt des Leibes (vgl. Merleau-Ponty 2010), erweitert Waldenfels das Konzept der Leiblichkeit um das Andere, das Fremde. Seine Arbeit ist geprägt von dem „Denken einer radikalen Fremdheit" (Sternagel 2012:116). Fremdes kann weder in Eigenes eingeordnet werden, noch in ein Ganzes, „(...), sondern gehört zunächst einem Zwischenbereich an, in dem es sich mit dem Eigenen und Anderen verflechtet." (ebd.).

Waldenfels sieht die Leiblichkeit als das Vermittelnde in der Ich-Du-Beziehung (vgl. Waldenfels 1971:311). Er ergänzt die Ausführungen des Chiasmus um die Kategorie des Fremden, welches in seinem Konzept der Responsivität eine zentrale Stellung einnimmt (vgl. Sternagel 2012).

Im Folgenden wird die Erweiterung der Konzepte der Leiblichkeit und Zwischenleiblichkeit, wie sie Waldenfels vornimmt, dargestellt. Ausgehend von den Begriffen Selbst- und Fremdbezug stellt das Ineinandergreifen von Eigenem und Fremdem die Grundlage für eine Zwischenleiblichkeit bei Waldenfels dar. Von dort aus wird die Theorie der Responsivität und das leibliche Responsorium erläutert, um abschließend das Konzept der Zwischenleiblichkeit bei Waldenfels darzustellen.

Selbst- und Fremdbezug des Leibes

Der Leib ist für Waldenfels das Medium des Bezugs zur Welt. Er spiele eine Rolle in der Empfindung, in der Wahrnehmung und in der Bewegung, mit der sich der Mensch unter den Dingen und mit der der Mensch die Dinge selbst bewege (vgl. Waldenfels 2016b:210). Verankerung und

Eingewöhnung in die Welt geschehen durch den Leib, und er „befindet darüber, wie eine Welt sich für uns organisiert, anordnet, artikuliert und verändert und wie wir in dieser Welt unseren Platz finden" (ebd.).

Bedeutsamer als die Frage nach dem, was der Leib sei, ist für ihn die Frage nach dem, was der Leib tue, was er leiste und wie er fungiere (vgl. Waldenfels 2016b:42).

Als „Leitlinien" (ebd.) der Behandlung sieht Waldenfels einerseits die von Merleau-Ponty benutzten Begriffe „Ambiguität, Zweideutigkeit, Mehrdeutigkeit" (ebd.), andererseits auf einer zweiten Stufe den Begriff des Selbstbezugs (Waldenfels 2016b: 43) und auf einer dritten Stufe den Begriff des „Selbstentzugs und des Fremdbezugs" (Waldenfels 2016b:44).

So sieht er in den von Merleau-Ponty in einem Weder-noch benutzten Begriffen zwar das Lösen von dem cartesianischen „cogito", zeigt jedoch auf, dass immer noch eine Teilung und ein Entgegensetzen von „cogito" und „sensio" bestehe (ebd.:43f). Als Besonderheit des Leibes stellt Waldenfels seine Selbstbezogenheit heraus:

> „Doch der Selbstbezug liegt noch *vor* der Unterscheidung in ein etwas, das wahrgenommen wird, und einem jemand der wahrnimmt." (ebd.:43/Hervorhebung im Original)

In jedem Selbstbezug liege auch ein Selbstentzug. Im Selbstentzug gingen Selbstbezug und Fremdbezug zusammen, wenn der eigene Leib sich als fremd zeige. Wie bei einer körperlichen Entgleisung in der Müdigkeit oder beim Sich-selbst-fremd-sein im Blick in den Spiegel, zeige sich zum Beispiel beim Selbstbezug zur gleichen Zeit auch ein Fremdbezug. So sieht Waldenfels das Fremde immer auch im Eigenen. Nur durch dieses Fremde ist das Eigene existent (vgl. Waldenfels 2016a). In der Koinzidenz von Eigenem und Fremdem, auch in sich selbst, entsteht diese lebendige und unverfügbare Spannung der menschlichen Existenz (vgl. Waldenfels 2016b:44). Als „Heterosomatik" (Waldenfels 2016b:372) bezeichnet er das Fremdsein des Eigenen und meint damit nicht viele Körper, sondern zielt darauf ab, dass „(...) der Leib selber in sich selbst eine Andersheit, eine Differenz in Bezug auf sich selbst [hat], und zugleich ist er auf andere Leiber bezogen." (ebd.). Es ist eine Eigenheit des Leibes, das Fremde in sich zu empfinden, denn die „(...) Andersheit ist konstitutiv ist für die Leiblichkeit als solche." (ebd.)

Das Fremde in Form von Ansprüchen

Waldenfels nähert sich dem Leiblichen sehr stark über den Dialog, indem er sich mit der Bedeutung von Fragen und Antworten tiefgehend beschäftigt. So ist in seinem Sinne das Antworten nicht nur ein Antworten auf eine Frage, sondern vielmehr auch auf die Ansprüche des Anderen. Waldenfels differenziert zwischen Antwort im Sinne der ‚answer' in der englischen Sprache, das ein einfaches Antworten auf das Gefragte sei, wohingegen das Antworten im Sinne der ‚response' ein Antworten auf den Anspruch des Fragenden sei (vgl. Waldenfels 2016a).

Im Anspruch des Anderen bliebe das Fremde im Eigenen nicht vorläufig (Waldenfels 2016a:238). So bleibt zwischen Frage und Antwort für Waldenfels eine *Responsive Differenz* (vgl. Waldenfels 2016a:242). Das bedeutet, dass selbst bei der treffenden Antwort auf die gestellte Frage dennoch eine Spannung bleibt. Frage und Antwort bleiben nach Waldenfels als Zwischenereignisse ungleich (vgl. Waldenfels 2016a:242). Unterschiedliche Nuancen sieht Waldenfels nicht nur in Antworten, sondern auch im Ansprechen und den damit verbundenen Ansprüchen, die an den Angesprochenen herangetragen werden. Ansprüche können dabei Warnungen, Drohungen, Verlockungen genauso sein, wie Anforderungen oder Herausforderungen, „(...), die an unser Können appellieren, Kräfte wecken oder umgekehrt unsere Kräfte übersteigen." (Waldenfels 2016a:243). Für Waldenfels ist die Fremdheit des Anderen auch ein Infragestellen des Eigenen, eher im Sinne eines Aufbrechens als im Sinne eines Miteinbauens (vgl. Waldenfels 2016b: 392). Ein Einbauen des Fremden wäre wieder ein sich dem Anderen gegenüber Abschließendes. Das Aufbrechen jedoch weist auf ein Sich-öffnen hin, aus dem sich Zwischenereignisse entwickeln können, in denen ein Verflechten von Eigenem und Fremdem zustande kommen kann.

Ineinandergreifen von Eigenem und Fremdem

Das Ineinandergreifen von Eigenem und Fremdem, „(...) im Sinne eines Sozialen, das jeder formierten, organisierten und institutionalisierten Sozietät vorausgeht und sie überschreitet“ (Waldenfels 2016a: 419f), stellt sich in den Ausführungen von Waldenfels zur Zwischenleiblichkeit als zentral dar.

Fremdes und Eigenes bleibt in der Begegnung nicht getrennt voneinander, ohne sich zu vermischen. Es greift in verschiedenen Qualitäten ineinander über. Waldenfels spricht dabei von Nahtstellen, an denen sich Sozialität vollziehe (vgl. Waldenfels 2016a:427f). Er bezieht sich dabei auf den Begriff der Vertikalität des Mit-seins bei Merleau-Ponty. Die Erreichbarkeit des Anderen, ohne einen Kraftaufwand überwinden zu müssen, wie es zum Beispiel bei einem Oben oder Unten durch die Überwindung der Schwerkraft der Fall ist, unterstützt den Ausgangspunkt einer nicht hierarchischen, eher gleich-ursprünglichen Gegebenheit von Ich und dem Anderen. Die Vertikalität des Mitseins zeigt dabei eine Vieldimensionalität, die ebenso eine starre Festlegung verhindert:

> „Vertikalität besagt eine Vieldimensionalität, die verhindert, daß das, was uns begegnet, sich definitiv in bestimmte Erfahrungs- und Sinneshorizonte einfügt.“ (Waldenfels 2016a:422)

Die *Vertikalität des Mitseins* erwächst nicht aus „den Regeln einer Sozialsphäre“(ebd.). Es ist ein vielgestaltiges Ineinander von Eigenem und Fremden. Waldenfels bezieht sich an dieser Stelle auf den Begriff des Chiasmus bei Merleau-Ponty, der als Verflechtung oder Verschränkung verstanden wird. Er betont, dass es sich hierbei nicht um eine Vermischung handele (vgl. Waldenfels 2016a:423). So kann die Erfahrung des *Wir*, des Zusammen, nur aus der Differenz zwischen Eigenem und Fremden entstehen (vgl. Waldenfels 2016a).

Das Ineinander von Eigenem und Fremdem zeigt sich auf unterschiedlichen Ebenen. Es begegnet Eigenes im Fremden und Fremdes im Eigenen genauso wie Fremdes im Fremden. (vgl. Waldenfels 2016a).

Das Konzept der Responsivität

Mit der Theorie der Responsivität weist Waldenfels nicht nur den Grundzug allen Redens und Tuns auf, sondern unternimmt darüber hinaus den Versuch „(...) hinter den Akten des Redens und des Tuns Zwischenereignisse auszumachen“ (Waldenfels 2016a:327).

Das Konzept der Responsivität versteht sich als „Transformation der phänomenologischen Konzeption der Intentionalität" (Waldenfels 2016a:332) und soll in gleicher Weise bedeutend sein, wie die in der Phänomenologie bekannten Konzepte der Intentionalität und Kommunikativität. In der ihr eigenen Logik solle Responsivität sich jedoch von der Logik der anderen Konzepte unterscheiden (vgl. Waldenfels 2016a).

Intentionalität, Kommunikativität und Responsivität als Grundzüge des Verhaltens unterscheiden sich in ihren verschiedenen Aspekten und Richtungsqualitäten.

Als Grundbegriff der Phänomenologie bezeichnet Waldenfels die Intentionalität. Diese besagt, dass sich das Erleben auf etwas in einer bestimmten Art und Weise bezieht, die sinnstiftend ist:

> „Auch leibliches Verhalten hat also einen Sinn, es bezieht sich nicht nur auf einen Gegenstand, der da oder nicht da ist, sondern er tut dies auf eine ganz bestimmte Weise und unter wechselnden Aspekten und Gesichtspunkten. Der intentionale Sinn steht für das *Woraufhin* eines Verhaltens oder eines Erlebens." (Waldenfels 2016b:367/Hervorhebungen im Original).

Intentionalität beziehe sich auf die Art und Weise, wie jemand etwas tut, sagt oder erfährt (vgl. ebd.).

Als „zweite Kennzeichnung des Verhaltens" (Waldenfels 2016b: 368) bezeichnet Waldenfels die Kommunikativität und meint damit vor allem die Bereiche der Sprachanalyse und Sprachpragmatik. Er bezieht sich dabei auf die Ausführungen von Habermas. Als vordringlich sieht er hier intersubjektive Regeln. Hierbei ist die Frage nach dem *Wonach* zentral. Also wonach richte sich eine Person, wenn sie etwas tue, sage oder erlebe (vgl. ebd.).

Waldenfels sieht Intentionalität und Kommunikativität weniger als Alternativen als viel mehr im Sinne von Gewichtungen, ob man eher aufgrund subjektiver Intentionen handele oder aufgrund intersubjektiver Regeln.

Schema 15: Grundzüge des Verhaltens

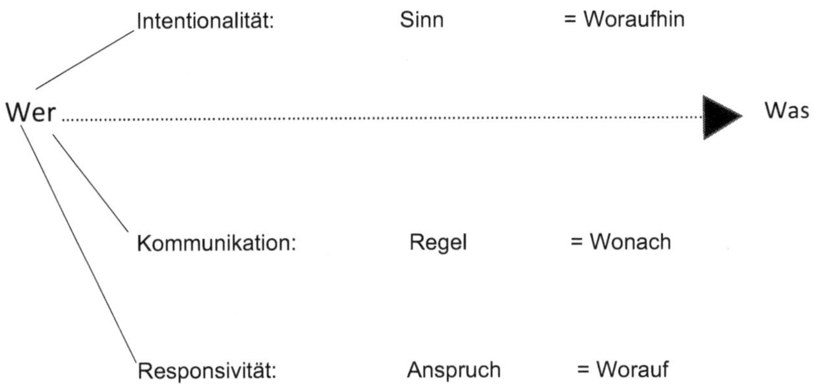

Abbildung 1: Grundzüge des Verhaltens (Waldenfels 2016b:367)

Als dritten Aspekt fügt Waldenfels nun die Responsivität als unumgänglichen Moment des Verhaltens hinzu. Gemeint ist damit die Verknüpfung mit dem fremden Anspruch. Der Anspruch kann in verschiedenen Formen auftreten. Es sind dabei Ansprechen und Appell genauso möglich wie das Anspruchserheben. Es kann die Art und Weise der Ansprache genauso ein Anspruch beinhalten, wie schon ein bloßer Blickkontakt. In der Unterscheidung der Richtung, die Waldenfels bei der Intention als ein *Woraufhin* und bei der Kommunikativität als ein *Wonach* sieht, zeigt sich in der Responsivität ein *Worauf.* Die Responsivität verändere das Gewicht unserer Worte und Taten insgesamt (vgl. Waldenfels 2016b:369). Während sich aus der Perspektive eines intentionalen Sinnes oder einer kollektiven Regel der fremde Anspruch in eine bekannte Ordnung oder ein Regelsystem einordnet, geht die Responsivität darüber hinaus:

> „Sie hat es mit dem Fremden zu tun, mit dem, worauf ich antworte, wenn ich etwas im Sinn habe oder wenn ich bestimmten Regeln folge." (Waldenfels 2016b:369)

Ausgehend von der sprachlichen Ebene des Antwortens führt Waldenfels diesen leiblichen Aspekt des Antwortens und Hörens hinzu. Dies tut er, indem er vermutet, dass Leib und Leiblichkeit auch in der Sprache und insbesondere auch im Anhören und Antworten zu finden sein müssen (vgl. Waldenfels 2016a:312). Hier finde sich dann ein Ansatz für eine responsive Leiblichkeit und leibhaftige Responsivität, die von der Sprache über die Sprache hinausweise (vgl. ebd.).

Die Leiblichkeit der Sprache zeige sich dadurch, dass man auf Körperteile nicht antworten könne (vgl. ebd.:314). Eher sei es so, dass Anspruch und Anblick

> „genau das [sind], worauf wir hinhörend und hinsehend antworten. Indem ich mich angesprochen und angeblickt weiß, kommt mir die fremde Stimme und der fremde Blick zuvor." (Waldenfels 2016a:315)

Seine Argumentation setzt sich mit den verschiedenen Arten von Antworten auseinander, die er mit verschiedenen Erweiterungen genauer untersucht.

Das Wechselspiel von Antwort und Anspruch muss sich nicht auf das Sprachwesen Mensch beschränken[2].

Eine Differenzierung zwischen Response und Grundzüge der Responsivität sei nur aus dem jeweiligen Antwortereignis zu entwickeln (vgl. Waldenfels 2016a:326)

Als mögliche Weiterentwicklung spricht Waldenfels von dem Zurücktreten des Gesagten hinter dem, was im Sagen zum Ausdruck gebracht werde. Damit wäre jedes „(…) Antworten (…) mithin mehr als ein bloßer Antwortakt, der einen Antwortgehalt übermittelt." (Waldenfels 2016a:327).

Mit der responsiven Differenz zwischen dem *Was* und dem *Worauf* einer Antwort werde eine Zwischensphäre zurückgewonnen, die weder in subjektiven Intentionen noch in transsubjektiven Koordinationen zu ihrem Recht käme (vgl. Waldenfels 2016a:332). Die Konzeption der Responsi-

2 Den Begriff der Responsivität entlehnt Waldenfels bei dem Mediziner Kurt Goldstein, der im medizinischen Zusammenhang von der mangelnden Responsivität, der fehlenden Antwortfähigkeit und Antwortbereitschaft des Organismus sprach (vgl. Waldenfels 2016a:326).

vität verfolgt eine Transformation des Konzepts der Intentionalität und bezieht kommunikationstheoretische Erkenntnisse nach Habermas mit ein.

Aufforderungscharaktere – Aufforderungskomplexe

Den Begriff der Aufforderungscharaktere entlehnt Waldenfels aus der Gestaltpsychologie. Eine Erweiterung der Aufforderungscharaktere sind die Aufforderungskomplexe. Waldenfels zieht zur Erläuterung der Begriffe sowohl die Gestaltpsychologie als auch Merleau-Pontys Aussagen zu den Dingen heran. Die Dinge, wie sie dem Menschen begegnen, regen zu Handlungen an.

> „Etwas bringt sich selbst zum Ausdruck und appelliert an Anderes, indem es sich so zeigt, wie es ist." (Waldenfels 2016a:483/Hervorhebungen im Original)

Aufforderungscharaktere werden deutlich in einer Pfütze, die ein Kind anregt oder auffordert oder einlädt, hereinzuspringen, in einem weichen Fell, das auffordert, mit der Hand darüber zu streichen oder in einer Türe, die auffordert, sie zu öffnen. Im speziellen sieht Waldenfels jedoch eine Offenheit in den Aufforderungscharakteren, die nicht ein einziges Ziel beinhalten, wie zum Beispiel die Türe zu öffnen, sondern immer mehrere Möglichkeiten anbieten (vgl. Waldenfels 2016b). Aufforderungscharaktere sind keine Eigenschaften. Als „*Fremdbezüge der Dinge*" (Waldenfels 2016a:482/Hervorhebung im Original) gehen die Dinge über sich hinaus und sprechen das „responsive Wesen" (ebd.) an, das möglicherweise auf diesen Appell reagiert. Aufforderungskomplexe sind dann nicht nur bezogen auf etwas, sondern beinhalten eine Aufforderung zum Tun. Sie

> „(...) zeichnen sich also dadurch aus, daß jeweils etwas auftritt, das nicht nur auf etwas anderes bezogen ist, sondern dazu aufruft, dieses andere herbeizuführen." (Waldenfels 2016a:482)

Aufforderungen sind vorsprachliche Ereignisse. In ihrer Möglichkeit, dass „*etwas zu etwas* auffordert" (Waldenfels 2016a:484) nennt Waldenfels sie „*appellative Differenz*" (ebd.). Diese Möglichkeit des Tuns hat einen Ereignischarakter und ist kein Akt als solcher. Aufforderungscharaktere treten als der Moment des Unerfüllten, des Noch-nicht-vollzogenen hervor. Im Augenblick der Sättigung, des Erfüllens, fallen sie zurück ins Unauffällige (vgl. ebd.). Das Bedeutsame ist also in der Nicht-Erfüllung oder Noch-Nicht-Erfüllung. Diese Differenz erzeugt den Anspruch und das Ansprechen und damit eine innere Bewegung.

Leibliches Responsorium

Leibliches Responsorium ist ein zentraler Begriff der Konzeption der Responsivität. Der ursprünglich aus der Liturgie stammende Begriff des Responsoriums meint dort einen Antwort-bzw. Wechselgesang. Waldenfels wählte diesen Begriff, um aufzuzeigen,

> „(...), daß es sich bei der Responsivität ebenfalls um ein leiblich verankertes Grundverhältnis zur Wirklichkeit handelt: das Antworten verläuft über verschiedene responsorische Register." (Waldenfels 2016b:372).

Das leiblich verankerte Verhalten zur Wirklichkeit ist ein beständiges Hin- und Hergehen von Antworten auf Ansprüche. In diesem Zustand steht der Mensch zur Welt mit seinen Dingen, Personen und Ereignissen.

Sensorik, Motorik, Ausdruck, Erotik und Sexualität fügen sich nach Waldenfels zum leiblichen Responsorium zusammen. Als deren Register des Hörens, Sehens, Berührens und Begehrens, behandelt Waldenfels Stimme, Gehör, Hand und libidinösen Leib, die darin ihre Anknüpfung zum Körper finden.

Das fremde Antlitz

Im „fremden Antlitz" (ebd.:532) „(...), erreicht die leibliche Responsivität einen Gipfelpunkt." (ebd.) und erreiche den Ort oder genauer den Nicht-Ort, von dem der fremde Anspruch ausgehe (vgl. ebd.). Der Leib ist zunächst alles und entzieht sich einer klaren Abgrenzung (vgl. Waldenfels 2016a). Er sei als Grundphänomen an allem beteiligt und verwickele den Menschen in Erfahrungen, aus denen er selbst verändert hervorgehe (ebd.:465):

> „Dies gilt für das Zusammenspiel von Sensorik und Motorik, das uns die Welt erschließt, für die Ausbildung spezifischer Sinnessphären, für den Humus des Empfindens, für die Orientierung und Situierung in einem natürlichen und sozialen Feld, für die geschlechtliche Polarisierung, für die erotische Anziehung und Abstoßung, und selbst die sogenannten höheren Akte des Denkens und Wollens würden ohne leibliche Rückbindung an Situation und Kontext in leeres Denken und Wollen ausarten." (Waldenfels 2016a:464)

Die Charakterisierung des Leibes als Medium, Organ oder Orientierungszentrum habe zwar ihre besonderen Tücken, wenn der Leib als Hinzukommendes behandelt würde, dennoch eröffne diese Kennzeichnung einen dritten Weg zwischen ‚Subjekt' und ‚Objekt' (vgl. ebd.:464f). Folgend aus dieser potenzierten Form der Selbstverdoppelung entwischt der Leib sich selbst in dem Moment, in dem er versucht, sich zu fassen (vgl. Waldenfels 2016a:465). Nur in der Zuschreibung der Unfasslichkeit zum Phänomen selbst „als eine Nichtkoinzidenz in der Koinzidenz" (ebd.:466) öffnet sich die „leibliche-sinnliche Reflexion einem Anderen und Fremden im Eigenen, das (...) aus einer Selbst-/Fremdverdoppelung herstammt, (...)" (ebd.). Diese Verdoppelung in Eigenes und Fremdes resultiere, so Waldenfels, aus einem Zusammenprall fremder Ansprüche mit eigenem Antworten (vgl. ebd.). In diesem Selbstentzug entstehe die réflexion sensible, deren Kehrseite der Fremdbezug als réponse sensible sei (vgl. ebd.).

Waldenfels widerspricht der cartesianischen Annahme, dass subjektive Erlebnisse nur als Subjektives geäußert werden könnten. Auf einer leiblichen Ebene hat der Andere durch die Fremdwahrnehmung Zugang zu den Erlebnissen eines Menschen, ob dieser diesen gewähre oder nicht (vgl. ebd.:477).

Sehen, Hören, Greifen als Register des leiblichen Responsoriums

Ebenso wie bei der Sprache nimmt Waldenfels auch bei Stimme, Blick, Hände-druck und libidinösem Leib seinen Ausgangspunkt im rein körperlichen Sinne, um dann über das Körperliche hinaus zu gehen und den Registern des Sehens, Hörens und Greifens Gestalt zu geben:

> „Stimme, Blick und Hand, in denen die Register des Sehens, Hörens und Greifens Gestalt annehmen, antworten jeweils auf bestimmte Aufforderungskomplexe, indem sie synästhetisch und synergetisch aufeinander übergreifen und füreinander eintreten" (Waldenfels 2016a:516)

Selbstverdopplung des Fremden im Eigenen, der Aufforderungscharaktere und letztlich der Verflechtung sind in allen Gestaltungsformen der Register erlebbar. Im Hören der Stimme des Anderen hört man seine eigene Stimme, der Blick „(...) wird zum Spiegelblick, der in allem Fremden Reflexe des Eigenen wiederfindet." (ebd.:499).

In der Verdoppelung von Stimme und Blick tritt nicht dasselbe zweimal auf, sondern es ist das Erste doppelt. Während es dem Menschen beim Blick als Spiegelung immer näherbringt, überdehnt es die Differenz bei der Stimme als Echo und rückt die Person von sich selbst in die Ferne (vgl. Waldenfels 2016a).

Ausgehend von einem Mimetischen des Machens, das immer ein Mitmachen sei, beschreibt er auch das Hören einer fremden Stimme als „(...) schweigendes Mittönen der gehörten Stimme." (Waldenfels 2016a:493). Genauso ist es nicht etwas, was man im fremden Blick sehe, sondern man wohne dem Sehen von etwas bei (vgl. ebd:504).

Es gibt beim Reden, Hören, Sehen und Gesehen-werden eine Differenz, denn sie fallen an keiner Stelle zusammen (vgl. Waldenfels 2016a:506). Diese Differenz existiert nicht im Tastsinn, bei dem Tastendes und Getastetes nicht auseinanderzuhalten sind. Das Tasten ist nach Waldenfels ein unmittelbares Rühren an der Realität selbst, das sich in einer Tastbewegung als eine Näherung vollziehe (vgl. ebd.:507). Anders als bei der Stimme oder dem Auge/Blick vermittelt hier kein Medium wie Licht und Luft als Drittes, die Vermittlung ist unmittelbar.

> „Die zwischenleibliche Berührung im Händedruck gehört sofern in das Spektrum der Sinne, als auch sie es mit einer Annäherung und Entfernung zu tun hat, nämlich mit einer Kontaktaufnahme, die bereits im Blick beginnt und sich in der Wechselrede und Wechselhandlung fortsetzt." (Waldenfels 2016a:512).

Als „Gipfelpunkt der leiblichen Responsivität" (Waldenfels 2016a:532) bezeichnet Waldenfels das fremde Antlitz. In diesem, was nicht als bevorzugte Körperzone Gesicht gemeint ist und darüber hinausgeht, fallen Antwortender und Geantwortetes zusammen (vgl. ebd.:538).

> „Im fremden Antlitz versammeln sich alle jene Züge des Unhörbaren, Unsichtbaren und Untastbaren, die sich als leere Stelle der Abwesenheit von Stimme, Blick und Händedruck einschreiben. Das, worauf wir mit Stimme, Blick und Händedruck oder Umarmung antworten und das uns zu etwas auffordert, ist nicht etwa eine Frage ‚Was?', und nicht ein jemand, der der Frage ‚Wer?' unterliegt." (ebd.:535)

Alle Register des leiblichen Responsoriums treffen in einer Zwischenwelt oder Zwischenleiblichkeit, wo sich Fremdes und Eigenes verflechten, wie es in den bisherigen Ausführungen dieser Arbeit bereits mehrfach angeklungen ist.

Zwischenleiblichkeit

Und hier führen Waldenfels Ausführungen in den Begriff der Zwischenleiblichkeit oder Zwischenwelt, für die durch die Verleiblichung und Entsubjektivierung des Ausdrucks der Raum eröffnet würde. Indem man also nicht mehr davon ausgehe, dass nur man selbst seine eigenen Erfahrungen und Erlebnisse beschreiben und empfinden kann, entsteht zwischen dem Menschen und dem Anderen eine Zwischenwelt, in der der Andere nicht nur denkerisch Anteil nehmen kann, sondern auch auf der leiblichen Ebene empfinden kann. Und noch weiter, sich ein leibliches Gespräch entwickeln kann, das Waldenfels als „Körpergespräch" (ebd.:477) bezeichnet:

> „Wo es Aufforderungen und Einladungen gibt, die wir leibhaftig vernehmen, verwandeln sich das Schauspiel in ein wirkliches Drama, das nicht mehr die Einzelnen füreinander inszenieren, sondern in dem jeder mitspielt." (ebd.:477)

Der Bezug von Eigenem und Fremdem als leibliches Ereignis bedeutet, dass Fremdes und Eigenes sich nicht nacheinander vollzieht, sondern sich gleichzeitig und gleichwertig leiblich ereignet. Deshalb ist im Selbstbezug immer auch ein Fremdbezug auf den Anderen. Es gibt in dieser Haltung keine Trennung, sondern es gibt „(...) einen Selbstbezug *im* Fremdbezug" (Waldenfels 2016b:284/Hervorhebung im Original). Diese Bezogenheit sei synchron zu lesen (vgl. Waldenfels 2016b: 285).

In der Welt empfindet der Mensch die Welt und die Situationen und empfindet gleichzeitig sich selbst. Er erlebt die Schwere oder Leichtigkeit einer Situation als Außen und gleichzeitig in sich selbst. Also erlebt er die Schwere der Situation an sich selbst und nicht außerhalb von sich.

Begründet ist dies nach Waldenfels im „gemeinsamen Weltenbezug" (Waldenfels 2016b:286) und in der Sphäre des „Zwischen". Hier nimmt er Bezug zu Merleau-Pontys Konzept der Intercorporéité, das er mit Zwischenleiblichkeit übersetzt. Diese Zwischenwelt definiert Waldenfels folgendermaßen:

> „(...) eine Zwischenwelt, in der Eigenes und Fremdes sich verflechten, verknäulen, ineinandergreifen, ohne sich also zu decken, aber auch ohne sich völlig voneinander zu lösen." (Waldenfels 2016a:477)

Waldenfels greift ebenso die Figur des Chiasmus, mit der Merleau-Ponty die Zwischensphäre beschreibt, auf (vgl. Waldenfels 2016b: 286):

> „Eigenleib und Fremdleib sind eigene Sphären, die jeweils durch einen Selbstbezug charakterisiert sind und durch einen Fremdbezug, der in beide Richtungen verläuft. Dabei befinden sich beide Sphären in einer partiellen Deckung, sie sind mehr oder weniger gegeneinander verschoben" (Waldenfels 2016b: 287)

In der Graphik Schema 14 (vgl. Abb. 2) verdeutlicht Waldenfels, als Kreise dargestellt, die bei zwei Personen entstehende Zwischenwelt. Die Pfeile unter den Begriffen Eigenleib und Fremdleib verdeutlichen den jeweiligen Selbstbezug.

Schema 14: Zwischenleiblichkeit

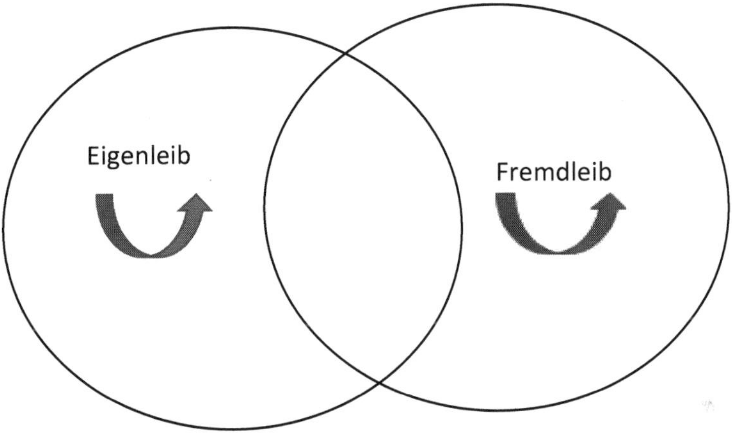

Abbildung 2: Darstellung Schema 14 Zwischenleiblichkeit (Waldenfels 2016b:287)

Diese Sphäre, die durch die Verschiebung gegeneinander entsteht, ist die von Waldenfels bezeichnete Zwischenleiblichkeit. Als Sphäre der Differenzierung beschreibt er die Zwischenleiblichkeit an anderer Stelle, in der es nicht um Verschmelzung geht, sondern einerseits um Abgrenzung, sich getrennt und damit als Einzelwesen fühlend, und andererseits, und das gleichzeitig, in Bindung gehend, sich verbunden fühlend (vgl. Waldenfels 2016a).

In der „Verleiblichung und Entsubjektivierung" (ebd.:477) sieht Waldenfels die Öffnung für diesen Raum der Zwischenleiblichkeit. Wie schon weiter oben erwähnt, lehnt sich Waldenfels gegen die cartesianische Auffassung, dass subjektive Erlebnisse auch nur als Subjektives geäußert werden können. In der Überwindung dieser Auffassung spricht er von Entsubjektivierung (vgl. ebd.).

So haben Andere „(...) zu meinen Erlebnissen Zugang (...), ob ich den Zugang gewähre und erleichtere oder nicht." (ebd.)

Auf der Ebene des Fühlens geht er auf das Phänomen des Mitleids ein, das nicht durch das Addieren von Sozialem entstehe, sondern durch ein Mit-Leben (vgl. Waldenfels 2016b:288) Gefühle sind nicht nur Zustände eines Einzelnen, die man messen kann, sondern seien eine Art und Weise, sich auf Dinge zu beziehen, und daran seien die Anderen von vorneherein elementar beteiligt (vgl. Waldenfels 2016b:289).

> „Die Freude ist nicht ein Zustand, in dem ich mich befinde oder den ich herbeiführe, sondern ein Sichbefinden mit Anderen in der Welt" (ebd.)

Die Zwischenwelt oder Zwischenleiblichkeit ist im Handeln als Synergie erfahrbar. Entsteht diese als ein Mit-tätigsein, so ist nicht mehr nachvollziehbar, welcher Teil der Handlung vom einen und welcher vom anderen komme. Solch eine Synergie entstehe jedoch nicht durch Koordination von Instanzen oder aus der Zusammensetzung von Einzelleistungen (vgl. Waldenfels 2016b), durch ein „Ineinandergreifen von eigenem und fremdem Tun" (Waldenfels 2016b:289). Im gemeinsamen Musizieren eines Quartetts wirken nicht Einzelmusiker, sondern das Einstimmen aller Musiker.

In der Räumlichkeit sieht Waldenfels eine Zwischenwelt, wenn die Aufmerksamkeit zu der anderen Person z. B. an der Tür geht, denn dann ist nicht nur einfach eine Person hier und die andere dort. Zwischen beiden entsteht ein Raum der Aufmerksamkeit. Das kann in kurzer Entfernung innerhalb eines Raumes sein, aber auch auf größere Entfernung, wenn man zum Beispiel an einen Menschen in einer schwierigen Situation denkt. Die Räumlichkeit sei eine gemeinsam geteilte. Man könne zugleich hier sein als auch woanders, also beim Anderen. „Hiersein bedeutet zugleich ein Dort-sein, wo sich etwas Wichtiges abspielt." (Waldenfels 2016b:291). So ist Zwischenleiblichkeit eine Ebene der „gelebten Gemeinsamkeit" (ebd.), die anzusetzen sei auf der Ebene der Wahrnehmung (vgl. Waldenfels 2016b:292)

> „Der Blick des Anderen, der mir entgegenleuchtet oder mich herausfordert, bedeutet, daß wir einer Wirkung unterliegen, die unserem eigenen Zugriff immer schon zuvorkommt" (Waldenfels 2016b:298)

II.3. Die Weiterentwicklung des Konzepts der Zwischenleiblichkeit bei Thomas Fuchs durch die zwischenleibliche Resonanz und das Leibgedächtnis

Thomas Fuchs (*1958) ist Professor für Psychiatrie und Psychotherapie an der Universität Heidelberg, 2010 habilitierte er in Philosophie und ist seitdem Inhaber der Karl-Jaspers-Professur für philosophische Grundlagen der Psychiatrie und Psychotherapie an der Universität Heidelberg.

Mit seiner Dissertation „Leib, Raum, Person" schafft Fuchs mit dem Entwurf einer phänomenologischen Anthropologie des leiblichen und räumlichen Erlebens eine Grundlage für die Einheit von Leib und Person. Den Anstoß zu dieser Arbeit gab, so Fuchs in seinem Vorwort, das Bemühen um ein tieferes Verständnis der entfremdeten Formen menschlichen Erlebens (vgl. Fuchs 2000). In dieser Untersuchung entfaltet er eine umfassende Darstellung der Geschichte und der verschiedenen Strömungen der Leibphänomenologie beginnend mit Edmund Husserl. Die Werke von Maurice Merleau-Ponty und Hermann Schmitz[3] sind Grundlage und Ausgangspunkt von Fuchs' Analyse.

Fuchs definiert den Leib als zentral für die menschliche Existenz:

> „(...) die grundlegende Weise des menschlichen Erlebens – insofern der Leib (...) als *Zentrum räumlichen Existierens* aufgefaßt wird, von dem gerichtete Felder von Wahrnehmung, Bewegung, Verhalten und Beziehung zur Mitwelt ausgehen. Leiblichkeit in diesem umfassenden Sinn transzendiert den Leib und bezeichnet dann das in ihm verankerte Verhältnis von Person und Welt, bis hin zu ihren sozialen und ökologischen Beziehungen." (Fuchs 2000:15/Hervorhebungen im Original).

Fuchs definiert das seelische Erleben als Empfindungen, Triebregungen, Gefühle, Stimmungen, Wahrnehmungen, Erinnerungen, Gedanken. Es sei nicht irgendwo im Raum unseres Körpers lokalisierbar. Es sei nicht irgendwas in uns, sondern wir seien seelisch bei den Dingen und Men-

3 Hermann Schmitz gilt als der Begründer der Neophänomenologie. Er entwickelte mit seinem Gesamtwerk ein Alphabet der Leiblichkeit. Seine Ausführungen sollen hier bewusst vernachlässigt bleiben.

schen, die wir wahrnehmen, und je mehr sich unser Seelenleben entfalte, desto mehr ströme es nach außen. Es verbinde uns mit den Dingen und noch mehr mit den Menschen (vgl. ebd:21). Diese Nähe, die auch bei räumlicher Distanz noch weiterexistiere, entstehe durch den Leib als „Organ, Medium und ‚Resonanzkörper'" (ebd.). Der Leib, so Fuchs, vermittle eine ursprüngliche seelische Partizipation an der Welt (vgl. ebd.). Diese Teilhabe an der Welt entfalte sich im Moment der Begegnung zu einem zwischenleiblichen Geschehen:

> „Sobald wir mit einem anderen Menschen in Kontakt treten, interagieren unsere Körper miteinander, tasten sich fortwährend an, lösen subtile Empfindungen in einander aus. Wir geraten in eine Art Kräftefeld, in eine eigenständige Sphäre von Wechselwirkung; unsere Körper verstehen einander, ohne dass wie genau sagen könnten, wodurch und wie das geschieht." (Fuchs 2010:236).

Fuchs zieht in der Bezeichnung „dieser Sphäre des unwillkürlichen Kontakts" (ebd.) die Verbindung zu Merleau-Pontys Konzept der Zwischenleiblichkeit (vgl. ebd.).

Der Stimmungsraum, der personale Raum und das Leibgedächtnis sind bedeutsame Aspekte der zwischenleiblichen Resonanz, die man als Weiterentwicklung des Konzepts der Zwischenleiblichkeit verstehen kann.

Zwischenleibliche Resonanz

Um die Konzeption der zwischenleiblichen Resonanz zu verdeutlichen, soll zunächst ein Blick auf den von Fuchs dargestellten Stimmungsraum und die Gefühle geworfen werden, um dann im Weiteren die von Fuchs beschriebene zwischenleibliche Kommunikation mit ihrem zwischenleiblichen Resonanzgeschehen und der Bedeutung des Leibgedächtnisses und des personalen und interpersonalen Raumes zu betrachten.

Stimmungsraum und Gefühle

Der Stimmungsraum ist bei Fuchs der wahrgenommene Umraum, in dem Menschen in ihrem Ausdruck wahrgenommen werden. „Sie haben ihre je eigene Atmosphäre, ihre *Ausstrahlung*, die sich in Physiognomie, Gestik und Haltung zeigt." (Fuchs 2000:195/Hervorhebung im Original). Das Grundphänomen des Stimmungsraums sei der Ausdruck von Dingen, Ereignissen und Menschen, der durch Ausstrahlung erfassbar sei (vgl. ebd.). Dabei stelle das leibliche Ausdrucksgeschehen ein „besonders prägnantes, subtil nuanciertes Phänomen dar." (ebd.). Stimmungsräumliche Phänomene bezeichnet Fuchs als „*leibliche Resonanz*" (Fuchs 2000:197/Hervorhebungen im Original) und den Leib als „‚Resonanzkörper'" (ebd.). Gefühle, wie auch andere Phänomene des Stimmungsraums, werden in leiblicher Resonanz erlebt. Dieses Erleben zeigt sich in verschiedenen Qualitäten von Empfindungen wie zum Beispiel: Strömungsempfindungen, Vibrationen oder Oszillationen usw. (vgl. Fuchs 2000). Die Grundschicht des leiblichen Raumes werde von den Richtungen der Wahrnehmung und Bewegung (im Richtungsraum) durchdrungen, der Umraum jedoch sei von erfahrbaren Phänomenen erfüllt, die sich, obwohl eng mit ihm verknüpft, dem Richtungsraum nicht zuordnen lasse (vgl. Fuchs 2000:194). Der Stimmungsraum ist durch das Grundphänomen des Ausdrucks und die leibliche Resonanz strukturiert und ist zu keiner Zeit von Neutralität erfüllt (vgl. ebd.). Stimmungen und Atmosphären entstehen aus Anmutungen, die vom Umraum als Ganzes ausgehen. Sie können sich auf den Menschen übertragen und Einfluss auf die eigenen Stimmungen nehmen, (ebd.).

Fuchs schreibt Gefühlen eine räumliche Natur zu und definiert sie als:

> „(...) Kräfte, die uns spürbar bewegen (‚motivieren'), zu Ausdrucksgesten veranlassen und in bestimmte Richtungen ziehen (‚Affekte', ‚Emotionen'). Sie sind andererseits Formen der Wahrnehmung, durch die wir Ausdrucks- und Wertqualitäten unserer Umgebung ‚fühlen'. Atmosphären und Gefühlsausdruck erfahren wir schließlich auch an anderen Menschen: Sie haben ihre je eigene Atmosphäre, ihre *Ausstrahlung*, die sich in ihrer Physiognomie, Gestik und Haltung zeigt." (ebd. 194f/Hervorhebung im Original).

Gefühle sind „Teil und Ausdruck unserer Leiblichkeit." (ebd.:231) und umfassende räumliche Phänomene, die das körperliche Selbst und die

Situation mit seinem affektiven Bezug verbinden. Dies geschieht in einer zirkulären Interaktion (vgl. Fuchs 2017:2). Wie bei Bewegungen existiert auch bei Gefühlen eine Intentionalität, die das Gefühl auf etwas ausrichtet. Ausgehend von diesem Gerichtet-sein der Gefühle wendet sich Fuchs im Weiteren der Interpersonalität der Gefühle zu, wobei er den Begriff der Atmosphäre aufgreift

> „In der Tat sind Gefühle räumlich gerichtete und den Leib auch atmosphärisch einschließende Regungen. Ihre Dynamik läßt sich einer Strömung vergleichen, die im Stimmungsraum wie zwischen zwei Polen eines Magnetfeldes hin und her fließt." (ebd. 229)

Zwischen den Dingen und dem Menschen besteht eine Korrespondenz, durch die einem Musikstück gleich etwas zum Klingen gebracht wird, das durch die Stimmung des Menschen gefärbt ist (vgl. ebd. 229).

> „Gefühle strömen von der fühlenden Person aus, aber sie verströmen dabei nicht ins Nichts, sondern objektivieren sich zu Ausdrucksgehalten und Atmosphären, um als solche wieder Gefühle in anderen Personen zu induzieren." (ebd. 230).

Im Gegensatz zu Stimmungen, die ungerichtet sind (vgl. Fuchs 2000), sind Gefühle immer an etwas oder jemanden gebunden bzw. entstehen aus dem Bezug. Nach Fuchs gäbe es nicht das Gefühl an sich, sondern immer in Bezug zu etwas. Scham, Stolz und Ehrgeiz zum Beispiel entstünden aus eben der Bezogenheit des Gefühls (vgl. ebd. 230).

Als leibliche Wesen sind Menschen mit ihrer Leiblichkeit mit der sie umgebenden Welt verbunden. Die Dinge und andere Menschen existieren nicht abgeschlossen, sondern zeigen sich in der Korrespondenz „*ausstrahlend* und *wirkend*" (ebd.:239/Hervorhebungen im Original).

> „Ohne daß wir uns dessen immer bewußt wären, wirken die Gefühle und Haltungen Anderer ständig auf unsere eigenen ein, so wie diese sich wiederum durch Resonanz in den Anderen fortpflanzen. So bilden Gefühle einen Raum mannigfaltiger Schwingungen, die sich aus-

> breiten und ein Eigenleben entwickeln, obwohl sie doch zugleich das Persönlichste in uns sind." (ebd.).

Die Ambiguität entsteht daraus, dass das Gefühl einerseits sehr persönlich und fast intim ist und es andererseits in einer Art Depersonalisierung zu einer „(...) überpersönlich-atmosphärischen Welt." (ebd.) beiträgt. Diese Objektivität entstehe, so Fuchs, aus dem Zusammenspiel des affektiven und kognitiven Systems. (vgl. Fuchs 2000: 244).

Zwischenleibliche Kommunikation und zwischenleibliches Resonanzgeschehen

In Interaktionen sieht Fuchs die Möglichkeit eines „zwischenleiblichen Ausdrucksverstehens" (Fuchs 2000:244). Durch den sichtbaren Körper des Gegenübers hindurch wird etwas erfahrbar, das über den Körper als Körperding mit seinen anatomischen Strukturen hinausgeht. Obwohl es hinausginge, so sei es dennoch nicht von diesem sichtbaren Körper ganz zu trennen. Man sieht den Blick des Anderen in seinen Augen, aber die Augen als anatomische Gegebenheiten treten in der Wahrnehmung des Blickes in den Hintergrund und sind quasi nicht vorhanden. Anders ist es bei der Untersuchung der Augen durch den Augenarzt, der den Blick der Patient:in nicht wahrnimmt, sondern sich auf das Organ Auge fokussiert. Mimik wird dann erfahrbar, und damit für ein zwischenleibliches Verstehen bedeutsam, wenn sie nicht als eine Abbildung auf einer Oberfläche betrachtet wird, sondern als lebendige Bewegung erlebt wird. Der Andere ist präsent, anwesend und erfahrbar in seinem Blick (vgl. Fuchs 2000). So schlussfolgert Fuchs:

> „Als Ausdruck ist der Leib keine Attrappe oder eine stellvertretende Signalkonstellation, die das ‚eigentliche' Sein des Anderen nur identifiziert; sondern im Leib erscheint die Person selbst." (Fuchs 2000:244).

Erfahrbar wird der Andere für einen Menschen durch das Medium der eigenen körperlichen Empfindungen und Handlungstendenzen. Für den als Resonanzkörper verstandenen Körper sind diese nicht nur Nebenprodukt, sondern wichtige Informationen für das Ausdruckverstehen (vgl. Fuchs 2017: 4)

> „Bodily resonance thus acts as the medium of our affective engagement in a situation. It imbues, taints and permeates the perception of this situation without necessarily stepping into the foreground." (Fuchs 2017:5).

Emotionen können nach Fuchs als kreisförmige Interaktionen oder Rückkopplungszyklen zwischen dem verkörperten Subjekt und der Situation, mit der es konfrontiert ist, betrachtet werden, die er in der Abbildung unten (vgl. Abb. 3) folgendermaßen darstellt:

Das Subjekt in der Situation mit ihren Affektionen, Bezügen und Werten erhält eine affektive Impression, die vom Subjekt durch die Wahrnehmung erlebt wird. Der affektive Eindruck findet seinen Anklang in der Resonanz, zunächst auf der körperlichen Ebene und bleibt fortwährend im gesamten Zyklus bestehen. Er wird wesentlich durch die Resonanz des Leibes vermittelt. Die körperliche Resonanz bleibt zunächst unbemerkt, erst bei gesteigerter Intensität wird sie bewusst.

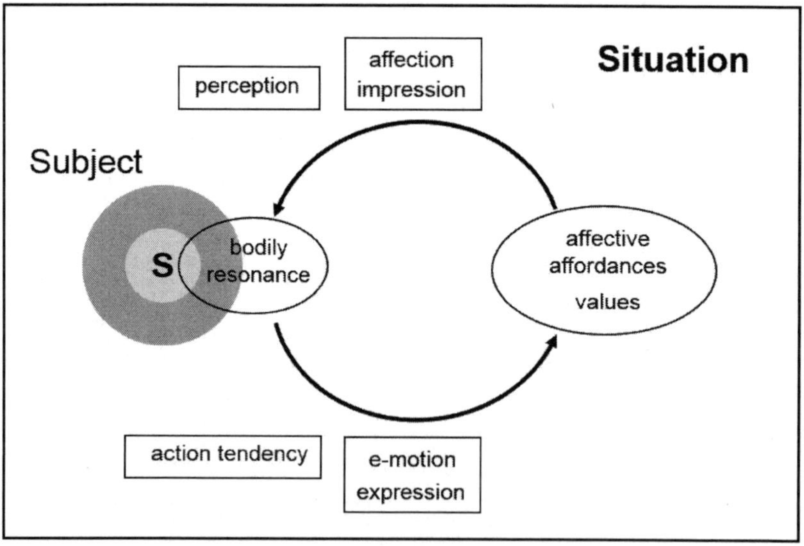

Abbildung 3: Embodied affectivity (Fuchs 2017:5)

Im Kontext sozialer Interaktion werden Emotionen als interaktives Phänomen (vgl. Fuchs 2017:6) somit nicht nur innerlich gefühlt, sondern sichtbar im Ausdruck von Gesichtszügen, Gesten und Haltungen. Diese sind Teil der körperlichen Resonanz, die in das Gefühl zurückgekoppelt werden und interaffektive Prozesse herbeiführen. Der Ausdruck einer Emotion wird körperlich empfunden und erfahren. Insofern ist das Zusammenspiel von Körper und Leib nach Fuchs bedeutsam für die zwischenleibliche Kommunikation. Körperschema und Gefühl weiten sich aus und der wahrgenommene Körper des Anderen wird inkorporiert:

> „Our body is affected by the other's expression, and we experience the kinetics and intensity of his emotions through our own bodily kinaesthesia and sensation. Our body schemas and feelings expand and ‚incorporate' the perceived body of the other." (Fuchs 2017:6)

Inkorporation ist nach Fuchs ein ubiquitäres Merkmal des Leibes. Er dehnt sich aus und verbindet sich so mit seiner Umwelt, sogar über Entfernungen (vgl. Fuchs 2017).

Deutlich sichtbar ist es im Umgang mit Werkzeugen, Techniken und Musikinstrumenten, aber auch der Umgang mit einem Blindenstock gelingt auf solche Weise. Werkzeug, Instrument und Blindenstock werden in das Bewegungsschema eingeschlossen. Der Leib erweitert sich und man wird eins mit Werkzeug, Musikinstrument oder Blindenstock. Diese Erweiterung geschieht auch mit anderen Menschen, wenn wir einem Redner an den Lippen hängen oder die Bewegungen eines Hochseilakrobaten fasziniert mitmachen (vgl. Fuchs 2017).

In jeder persönlichen Begegnung ist dieses Phänomen präsent, allerdings weniger offensichtlich.

Eine Person A drückt ihre Erleichterung über etwas aus, was sich in typischen körperlichen Veränderungen ausprägt und sichtbar wird. A fühlt die Erleichterung in einer Weitung des Brustkorbs, den Gesichtszügen und in einem spontanen Impuls des Aufatmens, was ebenfalls im Ausdruck für B sichtbar und erlebbar wird. Der Ausdruck von A ist auch für B spürbar in einer Weitung des eigenen Körpers. B's Wahrnehmen des Ausdrucks entspricht dem Erleben von A (vgl. Fuchs 2000). B sieht nicht nur den Ausdruck der Erleichterung, sondern nimmt die Erleichterung körperlich durch seine eigene innerkörperliche (körperliche und leibliche) Resonanz wahr. Es ist nicht nur eine Simulation, in der etwas imitiert wird, sondern das Ausdrucksverhalten von A löst in B Weite und Entspannung aus. B's innerkörperliche Resonanz wird in die Wahrnehmung von A miteinbezogen (vgl. Fuchs 2017). B wird also durch seinen eigenen Ausdruck wiederum einen Eindruck bei A auslösen und damit den zirkulären Prozess fortsetzen.

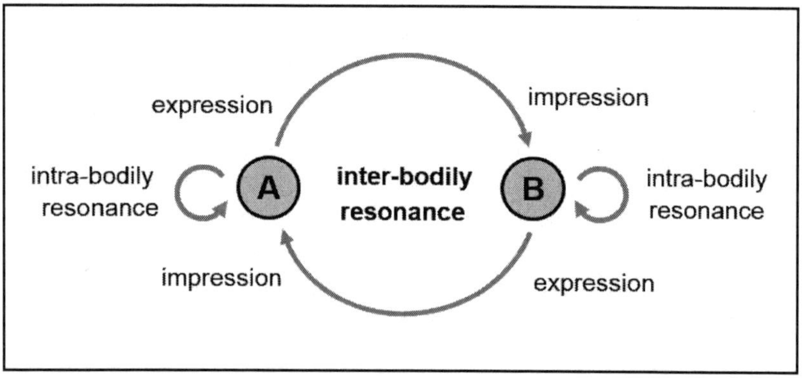

Abbildung 4: Gegenseitige Inkorporation und zwischenleibliche Resonanz (Fuchs 2017:7)

> „This creates a circular interplay of expressions and reactions running in split seconds and constantly modifying each partner's bodily state, in a process that becomes highly autonomous and is not controlled by the partners. They have become parts of a dynamic sensorimotor and interaffective system that connects both bodies by reciprocal movements and reactions, that means, by *inter-bodily resonance.*" (Fuchs 2017:8/Hervorhebung im Original)

Mit dem Begriff der Zwischenleiblichkeit oder Intercorporeality als „umgreifendes, atmosphärisches Medium" (Fuchs 2000:248) des interpersonalen Kontakts bezieht sich Fuchs in seiner Definition auf den Begriff der „intercorporéité" bei Merleau-Ponty (vgl. ebd.). Innerhalb dieses Mediums würden sich die leiblichen Konturen der Beteiligten „(...) verflüssigen, füreinander offen werden und verbinden." (ebd.).

Die chiasmatische Struktur des Körpers als Umschlagsstelle von Innen und Außen als Körper und Leib macht die Verflechtung von selbst und anderem in der Interaktion anschaubar. Bezogen auf Merleau-Pontys Konzept der Zwischenleiblichkeit beschreibt Fuchs diese als Verschränkung von Leib und Körper, in der eine gegenseitige Berührung oder Affizierung zu einer verkörperten Kommunikation führe, wie sie auch Merleau-Ponty beschrieben hat. Dieser sah die Intentionen des einen den Körper des anderen bewohnen (vgl. Fuchs 2017:10).

Bedeutsam für ein zwischenleibliches Geschehen ist jedoch nicht nur die aktuelle Situation des Hier und Jetzt. Begegnungen sind bei Fuchs ebenso von dem geprägt, was schon war. Als Leibgedächtnis oder auch „*intercorporal memory*" (ebd.:11/ Hervorhebung im Original) entsteht eine Sphäre von Geschichtlichkeit, die an der Konstruktion von Interaktion beteiligt ist (vgl. Fuchs 2017).

Leibgedächtnis

Im Leibgedächtnis oder auch impliziten Gedächtnis (vgl. Fuchs 2000) schlagen sich als Sediment erste Erfahrungen und Erlerntes von Beginn des Lebens an in Form von Gewohnheiten nieder. Diese Gewohnheiten im Umgang mit der Welt umfassen das Wahrnehmen, Fühlen und Handeln (vgl. Fuchs 2010).

Es sind einerseits die Art und Weise, Dinge und Handlungen zu tun und wie Menschen ihr Weltenverhältnis gestalten, oder als erlernte und verinnerlichte Fähigkeiten, über die dann in der Ausführung nicht mehr nachgedacht werden muss (z. B.: Essen, Laufen, Schreiben, Fahrradfahren usw.). Andererseits sind es auch Formen der Beziehungsgestaltung und die Art und Weise der Interaktionsgestaltung. Für das interpersonale Erleben sind dabei frühe Erfahrungen der Zwischenleiblichkeit mit der ersten Bezugsperson wie z. B. der Mutter prägend. Als Muster für spätere Interaktionen dienen Situationen zwischen Mutter und Kind oder Vater und Kind, die sich als interkorporales oder zwischenleibliches Gedächtnis manifestieren.

> „More specifically, intercorporeal memory means a pre-reflective, practical knowledge of how to interact with others in face-to-face encounters which is acquired already in early childhood." (Fuchs 2017:12).

Fuchs bezieht sich in seiner Herleitung der zwischenleiblichen Geschehnisse, wie auch Merleau-Ponty, auf die Säuglingsforschung. Sie sehen den Säugling vor der Entwicklung der Sprache oder des Ich-Erlebens im Erleben in der Sphäre der Zwischenleiblichkeit mit der Mutter (vgl. Fuchs 2000, 2017). Frühe soziale Interaktionen sinken, wie motorisch Erlerntes, in das Leibgedächtnis als „Verhaltensentwürfe" (Fuchs 2010:236) ab und bilden ein „leibliches Wissen, wie man mit anderen umgeht." (ebd.).

In einem fließenden Hin- und Her von „temporal flowpatterns and kinematics of interaction" (Fuchs 2017:13), die vom Leib beider Partner gespürt werden, entsteht eine affektive Abstimmung oder Einschwingung. Von beiden Partnern ausgehend entsteht ein nicht teilbares „Dazwischen" (vgl. Fuchs 2017:13), an dem beide gleichwertig beteiligt sind:

> „Thus, affects are not enclosed in an inner mental sphere to be decispered from outside, but emerge, change and circulate between self and other in the intercorporeal dialogue." (Fuchs 2017:13).

Obwohl die frühkindliche Erfahrung das Grundmuster für ein Gefühl, eine Sensibilität für und in sozialer Abstimmung bildet, ermöglicht nach Fuchs eine „(...) lebenslange Formbarkeit des Leibgedächtnisses (...) die Ausbildung und Wandlung von Gewohnheiten, Wahrnehmungs- und Handlungsstrukturen." (Fuchs 2010:237). Das Leibgedächtnis ist grundsätzlich offen für neue Konzepte und Veränderungen (vgl. Fuchs 2017).

Die im Leibgedächtnis als implizites Gedächtnis eingeschmolzenen Situationen und Handlungen können nicht als Einzelne identifiziert werden. Anders beim expliziten Gedächtnis, das ermöglicht, sich an Situationen, Begebenheiten und Erlebnisse zu erinnern. Fuchs unterscheidet zwischen dem expliziten Gedächtnis als Quelle von einem „knowingthat" (ebd:232) und dem impliziten oder Leibgedächtnis als Quelle von einem „knowinghow" (ebd.:233), das nur schwer auszudrücken ist (vgl. ebd.). Das Leibgedächtnis kann einen Zugang zum expliziten Gedächtnis schaffen, indem z. B. über den Geruch, der aus der Vergangenheit bekannt ist, Erinnerungen hochkommen. So kann der Geruch des Linoleums Erinnerungen an die Schulzeit hochspülen usw.

Fuchs erweitert das Konzept des Leibgedächtnisses um das Konzept des Habitus als praktisches Verständnis der Formen und Regeln des gesellschaftlichen Lebens, das unausgesprochen von Generation zu Generation als gemeinsame zeitliche Geschichte weitergegeben wird. In einem zwischenleiblichen Geschehen ist damit also nicht nur die Verflechtung von zwei Leibern bedeutsam, sondern auch die Verflechtung in eine gemeinsame Geschichte (vgl. Fuchs 2017:16).

> „Das Gedächtnis des Leibes enthält eine andere, untergründige Geschichte des Selbst. (...). Im Leibgedächtnis lebt die Vergangenheit vielmehr als gewachsene, sedimentierte weiter und wird in unseren persönlichen Formen des Wahrnehmens, Verhaltens und Umgangs wirksam, ohne dass wir uns ihrer Herkunft im Einzelnen bewusst sind." (Fuchs 2010:240).

In zwischenleiblichen Ereignissen ist also immer auch der Gehalt des Leibgedächtnisses wirksam. Weiter gedacht drückt sich Persönlichkeit eines Menschen, geprägt von seinen im Leibgedächtnis abgesunkenen, sedimentierten Erlebnissen, in seiner Leiblichkeit aus und ist in der „(...) eigenständigen Sphäre von Wechselwirkungen (...)" (ebd.:236), wie Fuchs die Zwischenleiblichkeit u. a. beschreibt, auch für andere erfahrbar. Gleichzeitig entwickeln die beiden Leiber im zwischenleiblichen Geschehen eine eigene Geschichtlichkeit. Diese kann sich ausdrücken in Ritualen der Begrüßung oder des Abschieds, aber auch in der Vertrautheit von Freunden, die auch nach Jahren wieder an der Vertrautheit vergangener Zeiten anknüpfen können. (Fuchs 2017:16).

Der personale Raum und der interpersonale Raum

Die Leiblichkeit aktualisiert sich aus dem eigenen Zentrum heraus. Die Überwindung dieser Zentralität wird auf der Ebene der exzentrischen Perspektive erst möglich. Durch ein Innehalten, ein Anhalten des unmittelbar leiblichen Erlebens ist eine Reflexion, eine Rückschau möglich:

> „Ein keimhaft repräsentierendes Bewußtsein entsteht somit aus einer Unterbrechung der unmittelbaren Leiblichkeit im Innehalten oder ‚Stutzen', aus der zeitlichen Differenz zwischen virtueller und faktischer Aktivität." (Fuchs 2000:262)

Durch das reflexive Bewusstsein wird das unmittelbare Leibsein aufgehoben, wodurch, nach Fuchs, der personale Raum entstehe (vgl. Fuchs 2000:253).

Durch Brüche, Widerstände und Misserfolge wird der Mensch auf ein Anhalten und Bedenken der Situation gestoßen und ein Richtungswechsel kann herbeigeführt werden. Der Begriff Reflexion zeigt das auch in anderen Zusammenhängen (vgl. Fuchs 2000). Exzentrizität ist somit eine Doppelung, woraus eine dauerhafte „Oszillation zwischen zentraler und dezentrierter Perspektive" (Fuchs 2000:253) folgt.

In der Interaktion entsteht dann der interpersonale Raum, in dem der Mensch in der Lage ist, zwischen zentraler und dezentraler Perspektive hin- und her zu schwingen. Demnach bedeutet den Anderen *als Person zu erkennen*, ihn als ein „seine Zentralität fortwährend transzendierendes Wesen zu begreifen; als ein Wesen, zu dessen unmittelbarer leiblicher Intentionalität eine reflexiv vermittelnde, geistige Intentionalität getreten ist." (Fuchs 2000:297). Weiter bedeutet für Fuchs den anderen *als Person erkennen* auch, seinen Körper als beseelten Leib wahrzunehmen (vgl. ebd. 300). Verbunden mit der Exzentrizität ist die Objektivierung. Dabei wird das Ding aus seinem leiblichen Kontext herausgehoben und zu einem Ding ohne leiblichen Bezug, also zu einem Ding an sich (vgl. Fuchs 2000).

Zwischenleiblichkeit, als „(...) Fähigkeit des Leibes zur Assimilation begegnender Leiblichkeiten." (ebd.:292) und die Erfahrung der *„Fremdheit"* (ebd.) sind Basis für das Vermögen der Perspektivübernahme. Zwischenleiblich ist Ähnliches als Ähnliches erkennbar, gleichzeitig ist die Erfahrung des Fremden als Gegenüber die Grundlage für die Reflexion über das eigene leibliche Selbst (vgl. Fuchs 2000).

Im Oszillieren zwischen eigenleiblichem Erleben und reflektierendem Bewusstsein ist das Innehalten im Erleben zwischenleiblicher Resonanzphänomene durch diese Rückbesinnung ein wichtiger Informationsmoment „(...) im Ausdrucksverstehen das scheinbar völlig verborgene Seelenleben des Anderen zu erfassen (...)." (ebd.:248).

II.4. Zusammenfassung des Theoretischen Hintergrundes

In der Darstellung dieser Arbeit wurde das Konzept der Zwischenleiblichkeit beginnend mit Merleau-Ponty und in der jeweiligen Weiterentwicklung von Waldenfels und Fuchs erarbeitet.

Während Merleau-Ponty das Konzept der Zwischenleiblichkeit einführt, ergänzt Waldenfels dieses durch das Konzept der Responsivität und untersucht das Fremde, den Anderen mit den daraus folgenden Konsequenzen für die Sphäre der Zwischenleiblichkeit. Damit zeigt er auf, dass der zwischenleibliche Moment immer auch geprägt ist durch die unplanbare Komponente des Anderen. Das Dazwischen, wie es aus der Darstellung von Waldenfels herauszulesen ist, ist dynamisch. Es bewegt sich zwischen den beteiligten Akteuren hin und her und wird jeweils beeinflusst. Das Fremde ist nie komplett integrierbar, deshalb positioniert er es in den Zwischenraum.

Fuchs greift, ohne sich direkt und explizit auf Waldenfels zu beziehen, das Fremde und das Dynamische der Zwischenereignisse auf. In seiner Untersuchung der Geschehnisse, die sich zwischen zwei Personen entfalten, rückt er nicht nur Stimmungen und Gefühle in den Vordergrund. Er zeigt auf, wie sich Ausdruck und Eindruck zueinander verhalten. Gefühle des Anderen haben, nach Fuchs, immer einen Einfluss auf den Menschen. Insofern konkretisiert er die leibliche Responsivität von Waldenfels und arbeitet sie in detaillierter Weise als Konzept der zwischenleiblichen Resonanz aus. In dieser sind nicht nur die Resonanz aktueller Emotionen und Stimmungen wirksam, sondern auch eine geschichtliche Komponente der Leiblichkeit der beteiligten Partner. Als an Waldenfels anschließend kann man Fuchs' Betonung auf die körperliche Beteiligung von zwischenleiblichen Geschehnissen lesen. Im Oszillieren der Perspektiven zwischen zentral und dezentral entsteht ein Erfahren und Bewusstwerden. Ebenso wie Waldenfels zeigt auch Fuchs die Entsubjektivierung von Gefühlen und Empfindungen auf und stellt deren Bedeutung für die Reflexion dar, die erst das leibliche Empfinden für die Interaktion fruchtbar macht.

Merleau-Ponty spricht davon, dass die Person und der andere „(...) wie die Organe einer einzigen Zwischenleiblichkeit." (Merleau-Ponty 2003:256) sind. Zwischen diesen beiden herrsche, so Merleau-Ponty, ein inneres Verhältnis, „(...) welches den Anderen als die Vollendung des Systems erscheinen läßt." (Merleau-Ponty 2010:403f). Waldenfels hingegen fokussiert sich viel stärker auf die Verflechtung von Fremdem und Eigenem, das jeweils als solches immer erhalten bleibt (vgl. Waldenfels 2016a:477). In der Beschreibung von Fuchs hingegen ist die Bewegung zwischen Eigenem und Fremden noch detaillierter beschrieben, wenn er sagt:

> „Sobald wir mit einem anderen Menschen in Kontakt treten, interagieren unsere Körper miteinander, tasten sich fortwährend an, lösen subtile Empfindungen in einander aus Wir geraten in eine Art Kräftefeld, in eine eigenständige Sphäre von Wechselwirkung; unsere Körper verstehen einander, ohne dass wir genau sagen könnten, wodurch und wie das geschieht." (Fuchs 2010:236)

Für eine Untersuchung der Zwischenleiblichkeit im Kontext pflegerischen Handelns zeigen alle Aspekte der vorgestellten Konzepte eine Anschlussfähigkeit, die in verschiedenen Bereichen bedeutsam sind. Pflegerisches Handeln findet immer im Kontext von Kontakt mit Menschen statt. Zwischenleibliche Ereignisse und Prozesse sollten eigentlich zum Alltag von beruflich Pflegenden gehören und darin fest verankert sein. Reflektierter Umgang mit vorreflexiven Empfindungen in der Zwischenleiblichkeit könnte im professionellen Kontext pflegerischen Handelns bedeutsam sein. Beruflich Pflegende müssten, so vermutet die Forscherin, damit umzugehen lernen wie mit anderen Werkzeugen pflegerischen Handelns.

So kann zu diesem Zeitpunkt dieser Arbeit die Forschungsfrage lauten:

Wie erleben beruflich Pflegende zwischenleibliche Ereignisse?

III. Aktueller Forschungsstand zum Konzept der Zwischenleiblichkeit in der Pflegewissenschaft

Für die Untersuchung des Phänomens der Zwischenleiblichkeit aus der Perspektive beruflich Pflegender soll in diesem Kapitel der aktuelle Forschungsstand bzgl. des Konzepts der Zwischenleiblichkeit in der deutschen und der internationalen Pflegewissenschaft untersucht und dargestellt werden. Dies erfolgt im ersten Teil durch eine Darstellung der Verortung des Themas in der deutschen Pflegewissenschaft. Dabei soll untersucht werden, wie leibphänomenologische Konzepte und im Speziellen das Konzept der Zwischenleiblichkeit in der deutschen Pflegewissenschaft verhandelt werden. Im zweiten Teil werden die Ergebnisse der systematischen Literaturrecherche und deren Synthesis dargestellt.

III.1. Forschungsstand in der deutschen Pflegewissenschaft

Um einen Überblick über den aktuellen Forschungsstand in der deutschen Pflegewissenschaft zu geben, soll an dieser Stelle der Arbeit, unabhängig von der systematischen Literaturrecherche und -analyse, ein genauer Blick auf den Forschungsstand bezüglich leibphänomenologischer Ansätze und Bewegungen und deren Bezug auf das Konzept der Zwischenleiblichkeit geworfen werden. Durch Handrecherche und Schneeballsuche wurden zu den Beiträgen aus der systematischen Literaturrecherche weitere Beiträge aus der deutschen Pflegewissenschaft hinzugezogen, die sich nicht alle auf das Konzept der Zwischenleiblichkeit bei Merleau-Ponty oder Waldenfels, jedoch alle auf leibphänomenologische Ansätze beziehen.

Es soll eine Darstellung darüber gegeben werden, wie leibphänomenologische Ansätze in der deutschen Pflegewissenschaft verhandelt werden.

Spätestens mit der Fachtagung des damaligen Deutschen Vereins für Pflegewissenschaft e.V. 2002 mit dem Titel *„Das Originäre der Pflege entdecken. Pflege beschreiben, erfassen, begrenzen."* (Bartholomeyczik 2003/ Hervorhebung durch Verfasserin) erlangten leibphänomenologische Ansätze in der Pflegewissenschaft verstärkt Aufmerksamkeit. Der Begriff des Leibes und der Leiblichkeit zog sich, so Bartholomeyczik, durch alle Fachbeiträge der Tagung (Bartholomeyczik 2003:11).

Charlotte Uzarewicz stellte in Ihrem Beitrag der Tagung fest, dass Leiblichkeit in der Pflege weit über die bloße Körperorientierung der klassischen Medizin hinaus gehe und verweist mit den daraus ermöglichten originären Handlungsdimensionen auf die Eigenständigkeit der Pflege als Profession (vgl. ebd.).

Leibphänomenologische Ansätze werden in der deutschen Pflegewissenschaft im Wesentlichen in drei Themenbereichen verhandelt. Leiblichkeit und die Arbeit an und mit dem Leibkörper werden als *das Originäre*, als der Kern der Pflege dargestellt (Uzarewicz 2003, 2005; Remmers 2000; Hülsken-Giesler). Hier zeigt sich auch eine Abgrenzungsmöglichkeit der Pflege von der Medizin (vgl. Remmers 2000, 2011; Uzarewicz 2005; Hülsken-Giesler 2008; Friesacher 2008).

Der Leib als Zugang zum Anderen auf der Ebene des Sinnverstehens wird in der rekonstruktiven Fallarbeit bedeutsam (Hülsken-Giesler/Kreutzer/Dütthorn et al. 2016b). Nicht-sprachliche Elemente werden stärker in den Analyseprozess miteingebunden und somit wird die enge Bindung der rekonstruktiven Forschungslogik gelockert (vgl. ebd.). Sinnverstehen und Zugang zum Pflegeempfangenden kann durch die Kenntnis leibphänomenologischer Konzepte und zwischenleiblicher Dynamiken verstärkt werden (Böhnke/Straß 2006; Weidert 2007; Straubenmüller 2015).

Eine Möglichkeit der Gesundheitsprävention und Chance, die Pflegeprofession wieder lebendig und möglicherweise attraktiver zu machen, wird in der Überwindung der Leibvergessenheit gesehen (Weidert 2007, Brieskorn-Zinke 2019).

Während die rekonstruktive Fallarbeit bei Hülsken-Giesler/Kreutzer und Dütthorn et al. das Konzept der Leiblichkeit nicht wegzudenken scheint (vgl. Hülsken-Giesler/Kreutzer/Dütthorn et al. 2016b), wird in der Pflegepädagogik bezogen auf die Vermittlung von leibphänomenologischen Konzepten sowohl ein hoher Entwicklungsbedarf als auch eine große Herausforderung gesehen (Bensch 2014; Straubenmüller 2015; Dütthorn/Busch 2016b, Brieskorn-Zinke 2019).

Zwischenleiblichkeit

Wenn auch das Konzept der Leiblichkeit überwiegend in einem interaktionellen Kontext diskutiert wird, so bleibt das Konzept der Zwischenleiblichkeit bisher eher weniger detailliert untersucht. In den Ausführungen von Hülsken-Giesler nimmt das Konzept der Mimesis eine zentrale Stellung ein. Als soziale Mimesis vermittelt sie in einer Art Zwischenstellung zwischen zwei Welten und diese ‚Zwischenwelt-Beziehungen' (Hülsken-Giesler 2008:119) stellen einen zentralen Aspekt dar (ebd.). Im komplexen Verhältnis zwischenleiblicher und reflektierter Kommunikation begründet sich das Ausdrucksverstehen. Mimetische Erfahrungen gehen in ein körper- bzw. leibgebundenes Wissen über, das dann unmittelbar handlungsrelevant werde (vgl. Hülsken-Giesler 2008).

Als „(...) grundlegende Zugangsmöglichkeit zu wahrnehmungs- und ausdrucksbeeinträchtigten Menschen, ja zu Menschen überhaupt!" sieht Schnell die Zwischenleiblichkeit (Bienstein/Schnell 2004:142) und bezeichnet sie als „Intersubjektivität im Lichte der Leiblichkeit" (Schnell 2016a:47). Es sei ein grundsätzliches Mit-Dasein gemeint, das sich in gemeinsamen Erfahrungen derselben Welt in anderen Hinsichten äußere (vgl. ebd.). Zwischenleiblichkeit manifestiere sich als eine Art Übergreifen des Leibes über das Individuum hinaus auf den Anderen (vgl. Schnell 2017:36).

Böhnke und Strass verstehen Wahrnehmung als Zwischenleiblichkeit, die zwischen Fremd- und Eigenleib vermittele (Böhnke/Straß 2006).

Im Zusammenhang mit der rekonstruktiven Fallarbeit schreibt Böhnke der Zwischenleiblichkeit im Rahmen einer zwischenleiblichen Kommunikation, deren Grundlage die von Merleau-Ponty beschriebene leibliche Intersubjektivität ist, eine zentrale Stellung für das Situations- und Fallverstehen zu (vgl. Böhnke 2016b:44). So könne der Leib des Anderen an seinem körperlichen Ausdrucksverhalten wahrgenommen werden und das ontologische Primat der Wahrnehmung über Sinnesaktivitäten nehme in der dialogischen Begegnung eine elementare Stellung ein, sowohl in diskursiven als auch in nicht-diskursiven Handlungsvollzügen des pflegespezifischen Fallverstehens (vgl. Böhnke 2016b:52).

III.2. Systematische Literaturrecherche und -analyse

Die systematische Literaturrecherche wurde in den Datenbanken PubMed, CINAHL, Livivo und Gerolit durchgeführt.

Es wurden drei Themenblöcke festgelegt: Zwischenleiblichkeit, Pflege und Interaktion. Zu den genannten Themenblöcken wurden die unten aufgeführten Suchworte festgelegt.

Themenblock I	Themenblock II	Themenblock II
Zwischenleiblichkeit	Pflege	Interaktion
Deutsche Suchworte		
Zwischenleiblichkeit Intersubjektivität	Berufliche Pflege Professionelle Pflege	Interaktion
Englische Suchworte		
Intercorporeality Intercorporeity Embodi* Felt body Lived body Intersubjectiv*	Nurs*	Interaction

Tabelle 1: Suchworte (eigene Darstellung)

Aus den Datenbanken wurden 87 relevante Beiträge in Citavi überführt. Nach Entfernung der Dubletten bleiben 57 Beiträge.

Durch Handrecherche wurden weitere 14 Beiträge hinzugefügt, so dass 71 Beiträge in das Titel- und Abstractscreening überführt wurden, von denen 49 ausgeschlossen wurden. Es wurden 22 Beiträge in das Volltextscreening überführt und schließlich neun Beiträge in die Literaturanalyse einbezogen.

III.2.1. Ein- und Ausschlusskriterien

Ausschluss

Ausgeschlossen wurden Beiträge, die nicht in deutscher oder englischer Sprache vorlagen. Ebenso wurden Beiträge aus der Pädiatrie, die Pädiatrie betreffend oder Beiträge, in deren Titel das Wort Kind, Kinder oder Child/Children vorkamen, ausgeschlossen. Das gleiche gilt für Beiträge aus den Bereichen Wochenbett, Palliative Care, Psychotherapie und Psychiatrie, sowie Beiträge aus dem Hebammenwesen. Weiterhin wurden Beiträge ausgeschlossen, die sich im Rahmen des Begriffs embodiment mit dem Thema Körperbild und Körperbildstörung beschäftigen. Beiträge zum Thema Arzt-Patient-Pflege-Beziehung sowie Angehörige und alle Beiträge, bei denen es sich um die Perspektive der Patienten handelt, wurden ausgeschlossen. Schließlich wurden Beiträge ausgeschlossen, die sich auf die Leibphänomenologie nach Hermann Schmitz[4] bezogen. Abschließend wurden Beiträge ausgeschlossen, die keinen pflegewissenschaftlichen Bezug hatten.

Einschluss

Eingeschlossen wurden deutsche und englische Literatur, in denen es um die Interaktion und im weitesten Sinne Beziehung zwischen Patient:innen und Pflegefachperson geht und die den erwachsenen Menschen zum Gegenstand hatten.

Für das Volltextscreening wurden zunächst auch Beiträge eingeschlossen, die aufgrund des Abstracts auf möglicherweise zwischenleibliche Prozesse hindeuten ließen oder deren Bezug zu Merleau-Ponty deutlich erkennbar war.

Im zweiten Schritt wurden dann solche Beiträge ausgeschlossen, die sich nicht explizit mit dem Begriff der Zwischenleiblichkeit oder Intercorporeality im pflegerischen Zusammenhang beschäftigten oder die keinen direkten Bezug zu pflegerischem Handeln erkennen ließen.

4 Hermann Schmitz stellt in seiner Darstellung den Leib als eigene Sphäre dar, das von Waldenfels und Fuchs kritisiert wurde (vgl. Waldenfels 2016b und Fuchs 2000). Deshalb wurde auf eine Darstellung seiner Leibtheorie verzichtet.

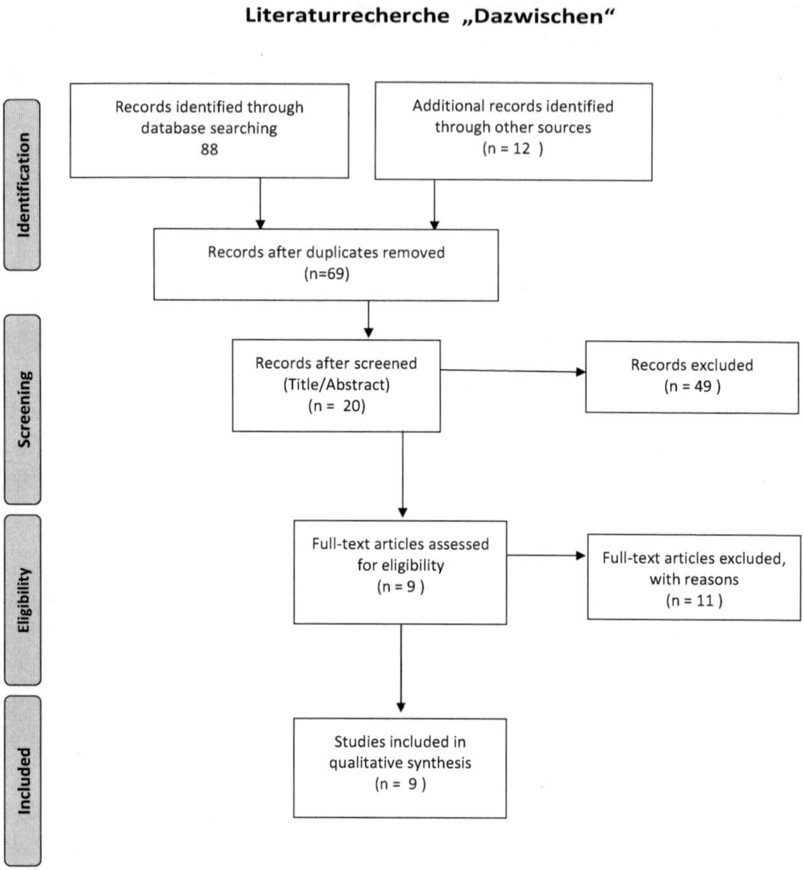

Abbildung 5: Flow Chart der Systematischen Literaturrecherche (eigene Darstellung)[5]

5 From: Moher D, Liberati A, Tetzlaff J, Altman DG, The PRISMA Group (2009). Preferred Reporting Items for Systematic Reviews and Meta-Analyses: The PRISMA Statement. PLoS Med 6(7): e1000097. doi:10.1371/journal.pmed1000097. For more information, visit www.prisma-statement.org.

III.2.2. Analyse der eingeschlossenen Literatur

Von den neun eingeschlossenen Beiträgen aus der systematischen Literaturrecherche finden sich aus der internationalen Pflegewissenschaft sechs relevante Beiträge.

Der Bezug zu dem hier untersuchten Konzept der *Zwischenleiblichkeit/Intercorporeality* ist in den Ergebnissen aus internationalem Kontext bei vier Beiträgen zu finden. Drei Beiträge bezogen sich nicht konkret auf das Konzept der Zwischenleiblichkeit/Intercorporeality, bieten aber in ihren Ergebnissen durchaus interessante Bezugsmöglichkeiten. Weitere drei Beiträge aus der deutschen Pflegewissenschaft beziehen sich auf das Konzept der *Zwischenleiblichkeit.* Im Folgenden sollen zunächst alle Beiträge kurz skizziert werden, beginnend mit den internationalen Beiträgen, dann die Beiträge aus der deutschen Pflegewissenschaft. Im Anschluss daran werden die aus den Beiträgen gefundenen Hauptthemen aufgezeigt.

Zeiler (2014) zeichnet eine Alternative zu den bisherigen Konzepten von Person-Sein im Zusammenhang mit dem Umgang mit Menschen mit Demenz. Als zwischenleibliches Konzept zeigt sie ebenso ein tieferes Verständnis und ein größeres Vermögen des Ausdrucks auf. Sie nimmt den Begriff der primordialen Zwischenleiblichkeit als grundlegende zwischenleibliche Offenheit zwischen Selbst und Anderen. Diese primordiale Zwischenleiblichkeit sei die Grundlage für das Selbst und werde durch die sozialen Beziehungen konstituiert. Handlungsmuster und Interaktionsmuster würden durch Wiederholung zu einem integrierten Bestandteil der Existenzweise und der Koexistenz des Selbst (vgl. Zeiler 2014:138). Zeiler zeigt anhand des Beispiels einer gemeinsamen musikalischen Aktivität zwischen Naomi Feil und einer an Demenz erkrankten Frau, wie unterstützend für ein zwischenmenschliches Erleben dies sein kann.

Zeiler schlussfolgert, dass ein zwischenleibliches Konzept von Person-Sein deutlich mehr Möglichkeiten der Interaktion einschließt als ein kognitiv orientierter Ansatz, wenn kognitive Fähigkeiten beim Pflegeempfangenen verblassen. Damit sieht sie auch in einem zwischenleiblichen Konzept des Person-Seins einen größeren Handlungsspielraum, Menschen mit Demenz in Ihrem Person-Sein zu stärken und sich ausdrücken zu können (vgl. Zeiler 2014).

Puurveen (2017) sieht, dass es zwar einen wachsenden Korpus von Literatur gibt, der die sozialen Dynamiken von pflegerischem Handeln bearbeitet, jedoch sieht sie, dass der zwischenleiblichen Dimension wenig Aufmerksamkeit geschenkt würde. Ihre Arbeit will die zwischenleiblichen Aspekte pflegerischen Handelns mit Hilfe von visuellen Darstellungen verdeutlichen und so für Forschende, Praktiker:innen und Angehörige ein nuancierteres Verständnis von der Pflege von Menschen mit Demenz entwickeln.

Die Untersuchung, auf die sich Puurveen im Rückblick bezieht, war eine ethno-graphische Fallstudie, die die Erfahrungen von zwei Frauen mit Demenz im Endstadium untersuchten. Die Studie untersuchte, wie Pflegefachpersonen und Angehörige soziale, emotionale, physische und spirituelle Bedürfnisse verstehen und beantworten. Es wurden Tiefeninterviews mit zwei Angehörigen und 25 Pflegefachpersonen durchgeführt, sowie 600 Stunden teilnehmende Beobachtung und 30 Stunden Videoaufzeichnung. Ebenso wurden Videoreflexionen von der Forscherin und den Pflegefachpersonen erstellt.

Sie stellte drei Dimensionen von pflegerischem Handeln heraus:

1. Die unausgesprochene, implizite Choreographie von Pflegearbeit
2. Die Dimension von Objekten, Materialien und Raum
3. Geräusche des Pflegerischen

Für das in der vorliegenden Arbeit untersuchte Konzept der Zwischenleiblichkeit ist hier die Dimension der Choreographie von Bedeutung:

> „At the heart of carework is a tacit choreography performed by care staff and resident, which is characterized by watching, listening, touching, feeling and moving in relation to one another“ (Puurveen 2017: 6).

Das Bild der Choreographie, das von Pflegenden in den Interviews benutzt wurde, um ihr Erleben der Pflegesituation zu beschreiben, zeigt auch, wie Pflegende sich in der Arbeit mit dem Körper an die Bewegungen des Körpers der Pflegeempfangenden anpassen. Rhythmus, Timing und die

Anpassung an den zu versorgenden Körper schaffen eine Synchronizität, die die Pflege als geordnet erscheinen lässt. Je nach Reaktion der Pflegeempfänger erfolgt in jeder Begegnung eine individuelle Veränderung der Choreographie (vgl. ebd.).

Harrison et al. (2019) stellen in ihrem Beitrag die drei Begriffe Embodiment, Intersubjektivität und Zwischenleiblichkeit aus dem Werk Merleau-Ponty dar und zeigen deren jeweilige Bedeutung für die Pflege auf. Sie stellen fest, dass die Pflege-Patient:innen-Interaktionen nicht nur aus verbalem Austausch bestehen, sondern auch aus Interaktionen auf der leiblichen Ebene. Sie gehen davon aus, dass „...humans are embodied and intersubjective beings." (Harrison et al. 2019:11) und sehen Zwischenleiblichkeit als einen Aspekt der Intersubjektivität (vgl. ebd.). Durch das Lernen und die sehr technische Anwendung von behavioristischen Kommunikationswerkzeugen in traditioneller Pflege gingen Spontanität und Offenheit verloren. Merleau-Pontys Ansatz könne zu tieferen zwischenmenschlichen Beziehungen auf einer authentischeren Ebene führen. Diese erreiche das Einstimmen auf die andere Person auf einer zwischenleiblichen Ebene, wie sie sie aus dem Spätwerk Merleau-Pontys herauslesen (vgl. Harrison et al. 2019).

Harrison et al. werfen ebenso die Fragen nach einem „intercorporal workload" und mehr Zeit für die Möglichkeit der Entfaltung von zwischenleiblichen Interaktionen auf. Die Reflektion darüber, wie Merleau-Pontys Ideen pflegerisches Handeln verbessern könnten, bieten nach Harrison et al. „a fruitful avenue for future scholarship and practice" (Harrison et al. 2019:13).

Petherbridge (2019) stellt die Ansicht in Frage, dass Menschen mit Demenz in Bezug auf verminderte kognitive Fähigkeiten verstanden werden können oder dass sie alle Überreste der Persönlichkeit oder die Fähigkeit zu sinnvoller Interaktion verloren haben. Aus dieser Auffassung entwickelt sie in ihrem Artikel einen Ansatz, der sich auf die Vulnerabilitätstheorie und die phänomenologische Arbeit von Zeiler und Käll bezieht. Ihr Ansatz bildet nicht nur die Grundlage für einfühlsame Interaktionen mit erkrankten Personen, sondern bezieht sich darüber hinaus auf eine intersubjektive Konstitution von Menschen überhaupt. Verletzlichkeit erzeuge eine Offenheit, die die Vorrausetzung für Empathie sei (vgl. Petherbridge 2019).

Der Begriff der Verletzlichkeit biete auch eine erweiterte Darstellung der Wechselwirkung zwischen Menschen mit Demenz und betreuenden Personen, der auch die intersubjektive und zwischenleibliche Dimension der Persönlichkeit berücksichtige (vgl. ebd.).

Zwischenleiblichkeit schaffe eine konstitutive Offenheit und Verletzlichkeit gegen-über anderen und bedeute, dass die Subjekte auch auf elementarer Ebene betroffen sind, aber auch, dass sie möglicherweise offen für Veränderungen blieben (vgl. ebd.). Sie bezieht sich hier auf die von Merleau-Ponty beschriebene leibliche Wahrnehmung, dass der Leib den Leib des anderen wahrnehme (vgl. Merleau-Ponty 2010).

Zwischenleiblichkeit beinhalte immer eine leibliche Offenheit gegenüber anderen. Solche Formen der leiblichen Responsivität deuteten darauf hin, dass wir uns in unseren Interaktionen mit anderen empfänglich für sie öffnen würden (vgl. ebd.).

Der Begriff der Zwischenleiblichkeit verweise daher auf die konstitutive Verbindung zwischen den Leibern. Es zeige eine dynamische und teilhaftige Natur des embodiments und mache sowohl die leibliche Wechselbeziehung als auch die soziale, kulturelle und historische Position des Leibes offensichtlich.

Petherbridge erweitert nun den Begriff der Zwischenleiblichkeit um den Aspekt der Offenheit und Verletzlichkeit auf der leiblichen, psychologischen und auf der interdependenten Ebene (vgl. ebd. 14).

Die Anerkennung der gegenseitigen Verwundbarkeit offenbare eine Offenheit gegenüber dem anderen, in der das Subjekt der Demenz nicht nur in seiner Persönlichkeit erkannt werden könne, sondern auch die anhaltende Interdependenz der Subjekte anerkannt werden könne und einfühlsame Reaktionen hervorrufe. In diesem Sinne seien Formen der Verletzlichkeit, Relationalität und Zwischenleiblichkeit für Demenzkranke nicht etwas Spezifisches, sondern konstitutiv und prägend für alle Menschen (vgl. ebd. 17).

Die Beiträge von Sundin/Jansson, Vouzavali et al. und Herholdt-Lomholdt beziehen sich nicht explizit auf den Begriff der Zwischenleiblichkeit, zeigen jedoch in ihren Ergebnissen durchaus Bezugsmöglichkeiten.

Sundin und Jansson (2003) beleuchten die Bedeutung von Verstehen und Verstanden werden in der Pflege von Menschen mit Aphasie nach einem Schlaganfall. In der qualitativen Studie, die mit phänomenologisch hermeneutischer Interpretationsmethode inspiriert von Ricoeur analysiert wurde, wurden mit fünf Pflegenden von einer Stroke Unit Interaktionen mit drei Patient:innen mit Aphasie nach Schlaganfall durchgeführt. Die Interaktionen wurden mit Video aufgezeichnet. Im Anschluss wurden reflektierende Interviews mit Pflegenden durchgeführt.

Betont wurde, dass die offene und einladende Atmosphäre für das Verstehen und Verstanden werden bedeutsam ist. Dabei ist diese sowohl innerhalb des Teams, als auch in der direkten Begegnung mit den Patient:innen betont.

Das Gefühl von Gemeinsamkeit wird vor allem in Bezug auf das Bedürfnis der Patient:innen nach Trost in den Interviews von den Pflegefachpersonen betont. Es zeigte sich in der Versorgung der Patient:innen eine Synchronizität der Bewegungen von Pflegefachperson und Patient:innen genauso wie die Versorgung als Tanz beschrieben wurde (vgl. Sundin/Jansson 2003). Sundin und Jansson stellen fest:

> „Understanding and being understood demands still more. The intersubjective relationship between the care provider and the patient in our study further includes sharing the patient's experiences and feelings through affect attunement and communion" (Sundin/Jansson 2003:113)

Vouzavali et al. (2011) untersuchten die Beziehung zwischen Pflegenden und Patient:innen in der Intensivpflege. Die Daten wurden durch phänomenologische Einzelinterviews mit 12 Pflegefachpersonen aus der Intensivpflege aus Athen erhoben. Mit jeder Teilnehmer:in wurden zwei bis vier Interviews von je ein bis drei Stunden Dauer durchgeführt, dazu gehörte auch die Verifizierung der Analyse. Die Teilnehmer:innen hatten 5–24 Jahre klinische Erfahrung in der Intensivpflege, ihr Durchschnittsalter lag bei 40 Jahren, acht von ihnen waren weiblich, vier hatten einen Bachelor-Abschluss und acht ein Diplom in Pflege. Studiendesign und Datenauswertung erfolgten durch den hermeneutischen Ansatz nach Heidegger.

Das Ziel der Studie war es, die Wahrnehmungen und Bedeutungen von Intensivpflegefachpersonen in Bezug auf ihre zwischenmenschliche Beziehung zu schwerkranken Personen zu untersuchen.

Das Hauptthema bezeichneten die Autor:innen nach einer Metapher, die von einem Teilnehmenden benutzt wurde, mit Syncytium. Syncytium bezeichnet ein vielkerniges Lebewesen ohne zellige Untergliederung, „... closely connected by junctions that lead to their coordinated activation and function." (Vouzavali et al. 2011: 144). Die Verbindung zur Patient:in wurde als grundlegend für das Schaffen von Vertrauen angesehen. Dabei ist der Blick/Blickkontakt bei Patient:innen, die sich verbal kaum äußern können, sehr wichtig und erzeugt Sicherheit. Ebenfalls tauchte das Bild des Raumes auf, das in Verbindung mit einer gemeinsam geteilten Lebenswelt gebracht wird, wie ein Teilnehmender es ausdrückte: „he is in my space." (Vouzavali et al. 2011: 145). Emotionen wie Liebe, Ehrfurcht und Respekt erwachsen aus der engen und offenen Verbindung.

Die dänische Pflegewissenschaftlerin **Herholdt-Lomholdt (2019)** erweitert und kritisiert in ihrem Artikel Benners Ausführungen zu pflegerischer Könnerschaft. Herholdt-Lomholdt kritisiert Benner mit dem Vorwurf, ontologische und ästhetische Aspekte zu übersehen. Sie baut ihre Argumentation unter anderem auf drei Perspektiven auf. Zum einen bezieht sie sich auf den Begriff des ästhetischen Sehens der dänischen Philosophin Dorthe Jorgensen. Nach Herholdt-Lomholdt sei ästhetisches Sehen bei Jorgensen „(...) to sense an exceeding and metaphysical kind of truth, (...)" (Herholdt-Lomholdt 2019:5), das in Benners Ausführungen fehle. Weiter beschreibt sie ästhetisches Sehen als „a sensing of a suggestion and of something that could be; it is a philosophical and thoughtful interpretation of what ‚more' is at stake in specific situations." (ebd.).

Auf der Ebene des Hörens nimmt Herholdt-Lomholdt Bezug auf den dänischen Musiker Peter Bastian. Beim oberflächlichen Hören positioniere man sich außerhalb der Musik und bewerte die Musik, ob man sie möge oder nicht. „When you listen to the music on its own premises, you are in resonance with the music and the sounds go to your heart" (ebd.:6). Die dritte Perspektive, um ihre Argumentation zu untermauern, ist ihr Bezug zur Definition des „real artists" (ebd.: 7) bei Merleau-Ponty, der sich auf die erscheinende Welt bezieht und sich von dieser inspirieren lässt, während konventionelle Künstler:innen die Welt getrennt von sich als ein Objekt sähen und abbilden (vgl. ebd.). In durchgehender Rückanbindung an den Erfahrungsbericht der Pflegefachperson Gitte zeigt Herholdt-Lomholdt das Nicht-Getrennt-Sein der Pflegefachperson von der Lebenswelt des Patienten: es sei vielmehr das Mit-Leben und Sich-berühren-lassen von dem Erleben und der Realität des Patienten als bedeutsamen Aspekt pflegerischen Handelns. In dieser Gemeinschaft erleben und teilen Pflegefachperson und Patient Eindrücke und es entfaltet sich die ästhetische Dimension pflegerischen Handelns. Ästhetische Aspekte würden nicht auf einer langjährigen klinischen Erfahrung beruhen, sondern entfalten sich in der Offenheit für die Melodie des Moments und die Bereitschaft mit dieser in Resonanz zu gehen. (vgl. ebd.:9).

Weidert (2007) erörtert die Leiblichkeit in der Arbeit mit Menschen mit Demenz und sieht ein großes Potential in der pflegerischen Arbeit vor einem leibphänomenologischen Hintergrund. Sie stellt Möglichkeiten leibphänomenologischer Ansätze in der Arbeit mit Menschen mit Demenz dar. Ausgehend von verschiedenen theoretischen Rahmungen (Schmitz, Merleau-Ponty, Böhme und Fuchs) bezieht sie sich dabei auf den Begriff der Intentionalität bei Merleau-Ponty.

Zwischenleiblichkeit erscheint bei Weidert in der Auseinandersetzung mit dem Konzept der zwischenleiblichen Resonanz bei Fuchs (vgl. Weidert 2007). Zwischenleiblichkeit ist nach Weidert „die pathische Wahrnehmung" (ebd.: 45/46). Diese ist „(...) in Form beiderseitigen Spürens der Kommunikationspartner eine ‚zwischenleibliche Resonanz'" (ebd.: 46).

Im Konzept der zwischenleiblichen Resonanz sieht Weidert zwei hilfreiche und Erkenntnis fördernde Aspekte. Einerseits führt der bewusste Umgang mit der leiblichen Resonanz zu verbesserten Interaktionen mit den Betroffenen und zu einer Erweiterung des Sinnverstehens. Andererseits sieht Weidert einen präventiven, Gesundheit erhaltenden Aspekt (vgl. ebd.). Eine erhöhte Resonanzfähigkeit könne intensives Betroffensein, auf das häufig zu Rückzug und Desensibilisierung bei Pflegenden folge, verhindert werden. Der eigenleibliche Schutzraum könne durch eine höhere Resonanzfähigkeit erweitert werden. Die Validation der eigenleiblich gespürten Empfindungen kann das Erleben um eine neue Perspektive erweitern und hilfreiche Informationen zur Stimmungslage des Menschen mit Demenz geben (vgl. ebd.). Um „(...) sich vor dem vollständigen Zerfließen und Aufgehen im Leib des Anderen zu schützen, ist eine rechtzeitige Distanzierung von dieser Resonanzerscheinung unbedingt notwendig." (ebd.).

Weidert sieht Pflegende als „Resonanzgebende, die durch ihr Mitfühlen die einerseits vom Verlust geprägte Situation der Patienten am eigenen Leibe wahrnehmen und andererseits ihre Empfindung wieder in die Krankenhausatmosphäre ausstrahlen." (ebd.:125). Menschen mit Demenz behaupten sich in ihrer Teilhabe an der Umwelt, so Weidert, „(...) mit fortschreitender Erkrankung zunehmend als Spürende und Erlebende" (ebd.). Dieser Seinsweise den gleichen Stellenwert einzuräumen wie den kognitiven Vorgängen, sei Aufgabe einer Gesellschaft, „(...) die nicht allein bei einem anthropologischen Gleichberechtigungsgedanken als Beruhigung des Gewissens verweilen möchte." (ebd.). Weidert erscheint die bewusste Erfahrung und Reflexion zwischenleiblicher Phänomene eine sinnvollere Erweiterung der Pflegeprofessionalität als das Einüben von speziellen Strategien (vgl. ebd.:126).

Hülsken-Giesler (2008) behandelt das Thema der Zwischenleiblichkeit aus der Perspektive des Zugangs zu Menschen. Er verleiht dem Leib als „Proprium der Pflege" (Hülsken-Giesler 2008:81.) eine zentrale Stellung im interaktionalen Geschehen pflegerischen Handelns. Bezogen auf Merleau-Ponty definiert er Zwischenleiblichkeit als eine aus den in wechselseitigen Bezügen korrespondierenden offenen Leibern gebildete Sphäre des Zwischen (vgl. ebd.:87f).

Zwischenleiblichkeit sei eine „(..) präreflexiv geteilte Körperlichkeit (...), durch die sich Selbst und Anderer erst aus der Zwischenerfahrung bilden." (ebd.:88). Dieser von Merleau-Ponty bezeichnete *Chiasmus* (vgl. Merleau-Ponty 2010), der Kreuzung der beiden Leiber und der daraus entstehenden Sphäre der Zwischenleiblichkeit ist nach Hülsken-Giesler die Quelle von Mitempfinden und Verstehen (ebd.:88).

In einem Zugang zum anderen Menschen, wie ihn Hülsken-Giesler darstellt, erscheint der Begriff der Zwischenleiblichkeit bedeutsam. In seinen weiteren Ausführungen erörtert er das Konzept der Mimesis als Zugang zum anderen[6].

Fuchs (2010) betrachtet die Bedeutung der Zwischenleiblichkeit im Zusammenhang mit der Demenzerkrankung. Für die gelebte Kontinuität des leiblichen Selbst ist die Zwischenleiblichkeit die wichtigste Quelle.

Selbstsein realisiert und reproduziert sich fortwährend in leiblichen Handlungen und zwischenleiblichem Austausch mit anderen (Fuchs 2010:231).

Medium dabei ist der Leib. Die „Persönlichkeit des Menschen kommt in seiner Leiblichkeit zum Ausdruck" (ebd.:236), welche im Auftreten, in Gesten, Gebärden und Stimme zum Ausdruck komme:

> „Sobald wir mit einem anderen Menschen in Kontakt treten, interagieren unsere Körper miteinander, tasten sich fortwährend ab, lösen subtile Empfindungen ineinander aus. Wir geraten in eine Art Kräftefeld, in eine eigenständige Sphäre von Wechselwirkungen; unsere Körper verstehen einander, ohne dass wir genau sagen können, wodurch und wie das geschieht." (Fuchs 2010:236).

Merleau-Ponty bezeichne diese Sphäre, so Fuchs, als *Zwischenleiblichkeit* (Fuchs 2010:236). Für das Verständnis von Person-Sein aus einer leibphänomenologischen Sicht ist, nach Fuchs, das Leibgedächtnis von Bedeutung. Er unterscheidet zwischen explizitem und implizitem Gedächtnis. Das explizite Gedächtnis verblasst bei fortschreitender Demenzerkran-

6 Er zeigt Mimesis als Grundlage für Sozialität und als hermeneutisches Vermögen. Dabei schlage eine mimetische Annäherung „im hier beschriebenen Sinne eine Brücke zum Anderen." (Hülsken-Giesler 2008:124) Die Erscheinungsweisen des Anderen, sein Aussehen, sein Sprechen, sein Handeln könnten in der Einbildungskraft nachgeschaffen und somit zum Bestandteil der eigenen Innenwelt gemacht werden." (ebd.) Bei dem Konzept der Mimesis bezieht sich Hülsken-Giesler auf die Ausführungen von Adorno und Plessner.

kung. Das implizite Gedächtnis ist das Leibgedächtnis. Dieses zeigt sich als prozedurales, situatives und zwischenleibliches Gedächtnis. Im zwischenleiblichen Gedächtnis sedimentieren alle Erfahrungen, die mit anderen Menschen gemacht werden und bilden im Leibgedächtnis die leibliche Persönlichkeitsstruktur. Somit ist der Leib ein geschichtlich gebildeter Leib. Besonders prägend sind dabei die ersten zwischenleiblichen Erfahrungen mit der Mutter bzw. der ersten Bezugsperson. Lebenslange Formbarkeit ermöglicht Veränderungen und Assimilation an die jeweilige natürliche und kulturelle Umgebung und macht eine Verwurzelung im sozialen Raum möglich (vgl. Fuchs 2010.)

> „Indem sich der Leib von selbst in jeder Situation einrichtet, trägt er zugleich seine Vergangenheit in den Umraum hinein" (Fuchs 2010:237).

Das Selbstsein als leibliche Persönlichkeit bestehe also über das Verblassen kognitiver Fähigkeiten hinaus. „Neben der sinnlich-räumlichen und praktischen Dimension des Leibgedächtnisses bildet die Zwischenleiblichkeit die wichtigste Quelle der gelebten Kontinuität" (Fuchs 2010:240).

Böhnke (2010) untersucht Zwischenleiblichkeit „(...) als Grundlage eines sinnverstehenden Sprach- und Wahrnehmungshandelns (...)" (Böhnke 2010:115). Sie verfolgt dabei die Schaffung eines theoretischen Begründungsrahmens (Böhnke 2010). Dabei untersucht sie, bezogen auf die professionelle reflexive Könnerschaft, u. a. auch das Konzept der Zwischenleiblichkeit. Sie geht davon aus, dass Wissen und Handeln ursprünglich leiblich verankert seien (vgl. Böhnke 2010:130) und verhandelt den „Leibkörper als genuine Grundlage pflegeberuflicher reflexiver Könnerschaft" (Böhnke 2010:69). Sie untersucht auf der Grundlage der Wahrnehmungstheorie nach Merleau-Ponty die Zwischenleiblichkeit als Grundlage eines sinnverstehenden Sprach- und Wahrnehmungshandelns (vgl. ebd.:115). Das Konzept der Zwischenleiblichkeit stellt sich für sie als leibliche Intersubjektivität dar. Aufgrund der sozialen und kulturellen Verfasstheit des Leibes könne der Leib der Anderen in seinem Ausdrucksverhalten wahrgenommen werden (vgl. ebd.:125).

Die ontologische Vorrangstellung der Wahrnehmung bilde die Grundlage der intersubjektiven Begegnung und das gemeinsame intersubjektive Teilen der Welt (vgl. ebd.).

Böhnkes Interesse gilt Merleau-Pontys Darstellung des Leibes als Transzendenz erzeugender, der die eigene Subjektivität auf den Anderen richten könne und damit ein entsprechendes mit Anderen geteiltes Feld erzeuge (vgl. Böhnke 2010). Merleau-Ponty bezöge sich in dem Bild des Leibes als auf der Grundlage der Sinne Vermittelnder zwischen Selbst und Weltenverhältnis vornehmlich auf den Blick und Böhnke vermisse ein Eingehen auf die eigenleibliche Erfahrung und das Spüren (vgl. ebd.).

III.2.3. Hauptthemen der ausgewählten Literatur

Alternative Auffassung zum Person-Sein

Das Konzept der Zwischenleiblichkeit wird in den vorliegenden Beiträgen als alternatives Konzept von Person-Sein im Kontext der Demenzerkrankung vorgeschlagen (Fuchs 2010; Zeiler 2014, Petherbridge 2019). Der Mensch verliere nicht sein Person-Sein durch das Verblassen kognitiver Fähigkeiten. In einem leiblichen Konzept von Person-Sein bleibt der Mensch mit Demenz in seiner Persönlichkeitsstruktur mit seiner leiblichen Ausdruckfähigkeit präsent (Fuchs 2010; Petherbridge 2019) Das Konzept der Zwischenleiblichkeit biete Möglichkeiten, die Kontinuität der Person zu erhalten (Fuchs 2010; Zeiler 2014) und bilde die wichtigste Quelle dabei (Fuchs 2010). Durch die präreflexiv geteilte Körperlichkeit bilden sich aus der Zwischenerfahrung Selbst und Anderer (Hülsken-Giesler 2008). Damit ist das Konzept der Zwischenleiblichkeit eine wichtige Zugangsweise bei Menschen mit Demenz (Weidert 2007) und kann in einer gemeinsamen Erfahrung auch zwischenleibliche Kapazitäten zutage fördern (vgl. Zeiler 2014). Zwischenleiblichkeit ist eine wichtige Zugangsweise zum Menschen überhaupt (Hüsken-Giesler 2008; Petherbridge 2019).

Brücke zum Anderen

Der Leib ist eine Brücke oder ein Zugang zum Anderen, er wird als die Quelle für Mitempfinden und Verstehen verstanden (Hülsken-Giesler

2008). Somit dient er im Rahmen des Sinnverstehens für zwischenleibliche Geschehnisse als eine Grundlage (Hülsken-Giesler 2008; Böhnke 2010; Zeiler 2014).

Gemeinsam geteilte Lebenswelt

In der pflegerischen Versorgung entsteht zwischen Pflegeperson und zu versorgenden Menschen eine gemeinsame Welt (Böhnke 2010; Vouzavali et al. 2011; Zeiler 2014; Herholdt-Lomholdt 2019). Pflegeperson und Pflegeempfänger sind Teil der jeweiligen Welt (Vouzaveli 2011) und in gemeinsamen Momenten befinden sie sich unter gemeinsam geteilten Eindrücken (Herholdt-Lomholdt 2019), die Pflegeperson ist nicht einfach nur da, sondern sei präsent in einem Mit-sein (Sundin/Jansson 2003; Vouzavali et al. 2011;Zeiler 2014; Harrison et al; Herholdt-Lomboldt 2019).

Mit-Sein

Das Mit-Sein entsteht durch ein Ein- bzw. Abstimmen der Pflegeperson auf den zu versorgenden Menschen. Dies geschieht nach Fuchs, sobald man mit anderen Menschen in Kontakt trete (vgl. Fuchs 2010). Das Miteinander-Interagieren und Sich-fortwährend-Abtasten ginge einher mit dem Auslösen subtiler Empfindungen. Menschen gerieten so miteinander in eine Art Kräftefeld oder auch „eigenständige Sphäre von Wechselwirkungen“ (ebd.). Die Körper würden einander verstehen, ohne dass genau explizierbar sei, wodurch dies geschehe (vgl. ebd.).

Ein- bzw. Abstimmung durch Berührung und Blick

Der Körper erscheint als Zugang und Verbindung zum anderen Menschen. Berührungen und gemeinsame Bewegungen werden als wichtige Quelle und Initiationspunkt genannt (Sundin/Jansson 2003; Vouzavali et al.; Zeiler 2014; Puurveen 2017; Harrison et al. 2019; Petherbridge 2019).

Der Blick ist neben dem Körper ebenso ein wichtiger Verbindungskanal im pflegerischen Handeln (Sundin/Jansson 2003; Vouzavali et al. 2011; Harrison et al. 2019). Er wird als non-verbales Antworthandeln erfahren und als Möglichkeit, tiefe Verbindungen einzugehen (Sundin/Jansson 2003; Hülsken-Giesler 2008; Vouzavali et al. 2011; Herholdt-Lomholdt 2019).

Synchronizität

Aus gemeinsamen Bewegungen entsteht ein Gleichklang in Bewegungen. Rhythmus und Timing, Koordination und Abstimmung erzeugen ein geordnetes, harmonisches Miteinander in Aktivitäten der pflegerischen Versorgung, im Miteinander sein und im sich entfaltenden Dialog. In den vorliegenden Beiträgen wird der Bezug zum Tanz und zur Musik gezogen (Sundin/Jansson 2003; Fuchs 2010; Vouzavali et al. 2011; Zeiler 2014; Puurveen 2017; Harrison et al. 2019; Herholdt-Lomholdt 2019)

Fuchs Ausführungen über die Zwischenleiblichkeit können mit den Ergebnissen von Puurveen untermauert werden. Sie konnte ein Interagieren der Körper in der Grundversorgung im Video erkennen, die von Pflegenden in den Interviews als Choreographie bezeichnet wurde. Diese stillschweigende Choreographie sei charakterisiert durch ein Schauen, Zuhören, Berühren, Fühlen, Bewegen im Verhältnis von einem zum anderen (vgl. Puurveen 2017). Synchronisierte Aktionen wirken so, als ob sie einem gemeinsamen rhythmischen Muster folgten (Sundin/Jansson 2003; Puurveen 2018; Herholdt-Lomholdt 2019), vergleichbar mit den Fähigkeiten, die einen Tanz mit jemanden ermöglichen (Sundin/Jansson 2003).

Das Ermöglichen einer Synchronizität, die sich in einem choreographischen oder tänzerischen Charakter äußern kann, geht mit der Fähigkeit des Hörens einher. Hören geht dabei jedoch über das rein organisch orientierte Hören hinaus (Fuchs 2010; Puurveen 2017; Herholdt-Lomholt 2019). Gemeint ist das Hineinhören in eine Situation (Herholdt-Lomholdt 2019; Harrison et al.2019) oder das Hinhören auf die Reaktion oder das Antworten des Körpers auf eine pflegerische Handlung (Puurveen 2017).

Offenheit

Dieses Hinhören erfordert eine Offenheit, die in zwischenleiblichen Ereignissen schon per se enthalten ist (Hülsken-Giesler 2008; Fuchs 2010), eine Offenheit, die Impulse und leiblichen Regungen zu spüren, wahrzunehmen, zu bemerken (Sundin/Jansson 2003; Herholdt-Lomholdt 2019). Mit der Offenheit geht auch immer eine Verletzlichkeit einher, die eine Grundlage für Empathie und Mitfühlen ist, und die auch die Fragilität und Verletzlichkeit des anderen einbeziehen kann (Sundin/Jansson 2003; Herholdt-Lomboldt 2019; Petherbridge 2019).

Leibphänomenologische Ansätze versus technisch-mechanische
Leibphänomenologische Ansätze werden im interaktionellen Geschehen als sinnvoller angesehen als technische, mechanische oder behavioristische Ansätze und Kommunikationstechniken (Weidert 2007; Harrison et al. 2019).

III.3. Zusammenfassende Zwischenbetrachtung

Zusammenfassend lässt sich durch die systematische Literaturrecherche der internationalen und deutschen Pflegewissenschaft feststellen, dass das Konzept der Leiblichkeit zwar durchaus theoretisch diskutiert und verhandelt wird, empirische Untersuchungen bisher jedoch nicht zu finden sind. Wesentlich weniger Aufmerksamkeit scheint das Konzept der Zwischenleiblichkeit zu bekommen. International kann man mithin einen Anstieg der Aufmerksamkeit in 2017–2019 feststellen. Aus den generierten Beiträgen zeigt sich eine prominente Darstellung des Konzepts Zwischenleiblichkeit in Bezug auf den Umgang mit und die Haltung zu Menschen mit Demenz. Diese Prominenz erscheint verständlich, da sich im Umgang mit Menschen mit Demenz kognitiv geprägte Kommunikationswege aufgrund der kognitiven Einschränkung von Menschen mit Demenz als nicht zielführend zeigen. Geht man allerdings davon aus, dass wir alle leiblich sind und in jeder Begegnung Zwischenleiblichkeit entstehe, so können wir zu einem tieferen Verständnis von Begegnungen kommen, denn so wie auch Petherbridge schlussfolgert, ist: „(...) intercorporeality (...) not something specific to those with dementia but (...) constitutive and formative for all persons." (Petherbridge 2019: 17).

Daraus ergibt sich ein Forschungsbedarf für Untersuchungen zwischenleiblicher Geschehnisse in weiteren Handlungsfeldern der pflegerischen Versorgung wie zum Beispiel im chirurgischen oder internistischen Bereich.

Aus diesem Grunde wird im folgenden Kapitel die Forschungsfrage im Kontext der vorliegenden Ergebnisse tiefgreifender erörtert und diskutiert.

IV. Forschungsfrage und Forschungsdesign

Im nun folgenden Kapitel wird auf der Grundlage des vorherigen Kapitels die Forschungsfrage detaillierter erörtert und formuliert. Im Anschluss daran erfolgt die Darstellung des Forschungsdesigns. Hier wird das methodische Vorgehen begründet und erläutert.

IV.1. Forschungsfrage

Das Ziel dieses Forschungsvorhabens ist es, das Phänomen der Zwischenleiblichkeit aus der Perspektive beruflich Pflegender zu untersuchen.

Aufgrund der Ergebnisse der Literaturrecherche kann man feststellen, dass der Forschungsstand bzgl. des Konzepts der Zwischenleiblichkeit noch Entwicklungsbedarf aufweist. Leibphänomenologische Konzepte werden grundsätzlich in der Pflegewissenschaft diskutiert und finden seit einigen Jahren einen Platz in pflegewissenschaftlichen Überlegungen (vgl. Hülsken-Giesler et al 2016b). Im Kontext der Pflege von Menschen mit Demenz wächst die Aufmerksamkeit (vgl. Weidert 2007; Fuchs 2010; Zeiler 2014; Puurveen 2017; Petherbridge 2019), da der Zugang zu diesen Menschen nur eingeschränkt bis kaum über die Sprache möglich ist, und sich das Phänomen Demenz im Kontext des pflegerischen Handelns dem rationalistischen Denken weitgehend entzieht. Vorliegende Beiträge erwecken den Eindruck, im Konzept der Zwischenleiblichkeit einen großen Fundus an Möglichkeiten und Erklärungen für den Zugang (Weidert 2007; Petherbridge 2019) zu und die Förderung (vgl. Zeiler 2014) von Menschen mit Demenz gewinnen zu können.

Der intersubjektive Charakter pflegerischen Handelns im Speziellen wurde unter anderem von Pflegewissenschaftlerinnen des letzten Jahrhunderts wie Peplau, Orlando, Travelbee und Sisca ausreichend dargelegt (vgl. Marriner-Tomey 1992). Aber auch in bedürfnisorientierten Pflegetheorien wie jene von Orem ist der interaktionale Moment nicht wegzudenken. Wenn man Uzarewicz folgend Pflege als „Beziehungs- und Berührungsberuf“ (Uzarewicz/Uzarewicz 2005:177) annimmt und den Leib als „Proprium der Pflege“ (Hülsken-Giesler 2008:81) anerkennt, fehlen im Rahmen leibphänomenologischer Konzepte empirische Untersuchungen. Über den Bereich der Pflege von Menschen mit Demenz oder anderen kognitiven Einschränkungen hinaus bekommt das Konzept der Zwischenleiblichkeit kaum oder keine Beachtung[7]. Es wurde bereits darauf hingewiesen, dass Formen der Zwischenleiblichkeit nicht als etwas Spezifisches für Menschen mit Demenz gesehen werden, sondern als konstitutiv und prägend für alle Menschen (vgl. Petherbridge 2019:17) und grundsätzlich eine Zugangsweise zu Menschen darstellt (vgl. Bienstein/Schnell 2004). Aus diesem Grunde und aufgrund der Frage nach dem Originären der Pflege (Remmers 2000; Bartholomeyczik 2003; Hülsken-Giesler 2008) stellte sich für die Autorin dieser Arbeit die Frage, wie man zwischenleibliche Prozesse in pflegerischen Situationen untersuchen kann. Ein erster Ansatz wurde in der Frage gefunden, wie Pflegende selbst zwischenleibliche Ereignisse erleben, die nicht in der Pflege von Menschen mit Demenz arbeiten. So ergibt sich folgende Forschungsfrage:

Wie erleben beruflich Pflegende in der chirurgischen und internistischen Pflege zwischenleibliche Ereignisse?

7 Möglicherweise liegt die Ursache für das Fehlen empirischer Untersuchungen auch in der mangelnden Finanzierung von Forschungsvorhaben begründet. Pflegewissenschaftliche Forschung scheint zurzeit deutlich stärker in anderen Bereichen unterstützt zu werden.

IV.2. Forschungsdesign

IV.2.1. Methodisches Vorgehen

Aufgrund des Forschungsstandes und der geringen empirischen Forschung bezüglich des Konzepts der Zwischenleiblichkeit entschied sich die Forscherin beruflich Pflegende nach Ihrem Erleben zwischenleiblicher Geschehnisse zu befragen und wählte zur Datenerhebung die Form des Interviews. Zur Analyse der Interviews wurde die systematische Metaphernanalyse gewählt. Die Begründung dieser Methode soll in dem nun folgenden Kapitel erörtert werden.

Metaphernanalysen haben in der Pflegewissenschaft durchaus eine Geschichte. Verschiedene Pflegewissenschaftler:innen untersuchten so Aspekte pflegerischen Handelns oder Erlebens aus der Perspektive der Pflegenden (Czechmeister 1994; Froggat 1998; Remmers/Busch/Hülsken-Giesler 2004; Wurzbach 1999; Rocco et al. 2014; Zhai et al. 2018). Bisherige Untersuchungen beziehen sich auf unterschiedliche theoretische Hintergründe.

Um das methodische Vorgehen darzustellen, wird in diesem Kapitel zunächst der Begründungsrahmen der Methode erstellt. Im Anschluss daran soll die Methode mit ihrer Methodologie dargestellt werden und im letzten Teil des Kapitels sollen die Datenerhebung und Forschungsethik sowie konkretes Vorgehen in diesem Forschungsvorhaben erläutert werden.

IV.2.2. Methodische Begründung

Wenn wir leibliches Empfinden Merleau-Ponty folgend als präreflexiv (vgl. Merleau-Ponty 2010) verstehen, kann ebenso festgestellt werden, dass somit zwischenleibliche Ereignisse als leiblich empfundene intersubjektive Ereignisse (vgl. Schnell 2016a) präreflexiv sind. Präreflexiv bedeutet vor der Reflexion, also vor der Bewusstmachung, das bedeutet auch, dass das Explizieren dieser Erlebnisse eine Herausforderung darstellt, denn Explizieren bedarf einer Reflexion. Ein Zugang zu diesen Erlebnissen kann jedoch über präreflexive Elemente der Sprache gefunden werden. Schmitt und Böhnke sehen Metaphern als „Sprache des Leibes" (Schmitt/Böhnke 2013:123).

Stadelbacher setzt Körper, Wissen und Interaktion in ihre jeweilige Verhältnismäßigkeit. Sie verleiht dem Körper den „Status einer Basiskategorie des Sozialen" (Stadelbacher 2016:130) und schlägt die Theorie kognitiver Metaphorik von George Lakoff und Mark Johnson als anschlussfähig für leibphänomenologische Untersuchungen vor, denn, so Stadelbacher: „Vor dem Hintergrund ihrer präreflexiven Verankerung in der natürlichen Einstellung (auch des wissensvermittelnden Sozialisanten) lernen wir Metaphern im Sinne einer konzeptionellen Quell-Ziel-Verbindung – also als Deutungswissen – auch nicht im klassischen Sinn, was Reflexion und rekonstruktive Interpretation voraussetzen würde, sondern wir verstehen und adaptieren diese auf einer Metaebene, die jeder Reflexion vorgängig und an das subjektive Erleben gebunden ist und bleibt (Stadelbacher 2016: 211/Klammern im Original).

Stadelbacher arbeitet den Bezug von Lakoff und Johnson zu Merleau-Ponty heraus. Sie sieht die Nähe zu Merleau-Pontys Leibbegriff und stellt fest, dass auch Lakoff und Johnson sich der Leibphänomenologie Merleau-Pontys anschließen (vgl. Stadelbacher 2016). Erfahrungen von und mit der Umwelt seien immer leibzentrierte und damit subjektrelationale Erfahrungen:

> „So erfahren wir unseren Körper bspw. als Entität, als Objekt wie andere Objekte auch: zum Beispiel wird unser Körper zum einen als Gefäß erfahren, das Luft und Nahrung aufnimmt und Substanzen ausscheidet." (ebd.: 146f)

Elemente von Metaphern entwickeln sich, so Stadelbacher, aus den präreflexiven emergenten Konzepten, die sich aus unserem alltäglichen leiblichen Wahrnehmen und Wirken, unserem selbstverständlichen in der Welt befinden, ergeben (vgl. ebd.).

Lakoff und Johnson gehen davon aus, dass komplexe, abstrakte Dinge, Sachen und Sachverhalte durch Bilder ausdrückt werden, die aus einfachen, körperlich-sinnlichen und frühen Erfahrungen stammen (vgl. Lakoff und Johnson 2014). Lakoff und Johnson haben festgestellt, dass

> „die Metapher unser Alltagsleben durchdringt, und zwar nicht nur unsere Sprache, sondern auch unser Denken und Handeln. Unser alltägliches Konzeptsystem, nachdem wir denken als auch handeln, ist im Kern metaphorisch." (Lakoff/Johnson 2014:11)

Dieses Konzeptsystem sei keines, dessen der Mensch sich im Normalfall bewusst sei. Alltägliche Handlungen folgten mehr oder weniger automatisch bestimmten Leitlinien, die jedoch nicht offenkundig seien (vgl. Lakoff/Johnson, 2014:11).

Rudolf Schmitt entwickelte auf der Grundlage der Theorie der kognitiven Metaphorik nach Lakoff und Johnson die „Systematische Metaphernanalyse" (Schmitt 2017). Das Ziel der systematischen Metaphernanalyse ist es, Metaphern als Darstellungen von sozialen Sinnstrukturen verstanden, zu identifizieren und in einer hermeneutischen und rekonstruktiven Forschung als Muster des Denkens und Handelns zu verstehen (vgl. Schmitt et al. 2018). Er konstruiert Metaphern als Medium:

> „Metaphern dienen also als Medium sinnlicher Resonanz, als organisierende Struktur der professionellen Interaktion und als Objekt der Verhandlung im Gespräch." (Schmitt 2017:285)

Gerade in der Untersuchung von vorsprachlichen Aspekten des pflegerischen Handelns, so Schmitt und Böhnke, werden Metaphernanalysen bedeutsam (Schmitt und Böhnke 2006). Sie beziehen sich auf das von Hülsken-Giesler thematisierte „vorsprachliche nichtbegriffliche Deutungsvermögen" (vgl. Hülsken-Giesler 2001) und sehen Metaphern als eine Möglichkeit, den Graben zwischen diesem und der bewusst sprachlichen Reflexionstätigkeit zu überwinden (vgl. Schmitt und Böhnke 2006:112). Ergänzend dazu kann auch Goodmans Erkenntnis gesehen werden. In ihrer Untersuchung „The use of metaphor in district nursing: maintaining a balance" schlussfolgerte sie, dass mit der Untersuchung von Metaphern hervorgebracht würde, was sonst unerwähnt oder gar missverstanden bliebe (vgl. Goodman 2000:111).

Schmitt und Böhnke vermuten, dass die systematische Metaphernanalyse gerade jene Bereiche der Lebenswelten der Akteure des Gesundheitswesens beleuchten kann, die mit anderen Methoden bisher weniger erschlossen werden konnten (vgl. Schmitt und Böhnke 206:112). „Über eine Untersuchung der (…) verwendeten Metaphern können Rückschlüsse auf zugrundeliegenden leiblichen Sinnstrukturen gezogen werden" (Schmitt und Böhnke 2013:124). Da sich leibliches Spüren gut in Metaphern ausdrücken und erfassen lasse, vermuten sie einen großen Nutzen in der Analyse der Metaphern für die pflegerische Praxis (vgl. ebd.).

IV.2.3. Die systematische Metaphernanalyse nach Rudolf Schmitt

Rudolf Schmitt entwickelte die systematische Metaphernanalyse. Für ihn zeigt die Forschung von Lakoff und Johnson eine deutliche Veränderung in der Metaphernanalyse auf, da sie mit ihrem Werk *Leben in Metaphern* einerseits den Blick auf alltagssprachliche Metaphern lenken und andererseits mit der Bündelung der einzelnen Metaphern zu metaphorischen Konzepten die Überdeutung einzelner Metaphern verhindern (vgl. Schmitt 2017).

Mit dem gemeinsamen Werk entwickelten die Linguisten und Philosophen Lakoff und Johnson in den 1980iger Jahren eine Theorie über die Konstruktionen und den Gebrauch von Sprachbildern. Das menschliche Denken ist für Lakoff und Johnson metaphorisch und kann in metaphorischen Sprachbildern ausgedrückt und erfasst werden (vgl. Lakoff und Johnson 2014). Gefundene und entdeckte Bilder in Texten können als Leitlinien für das Denken und Handeln von Menschen gesehen werden, denn das nicht reflektierte Alltagshandeln werde durch Metaphern gelenkt (vgl. Lakoff und Johnson 2014:11).

Der Übertragungscharakter kennzeichnet das Wesen der Metapher. Lakoff und Johnson definieren die Metapher folgendermaßen:

> „Das Wesen der Metapher besteht darin, dass wir durch sie eine Sache oder einen Vorgang in Begriffen einer anderen Sache bzw. eines anderen Vorgangs verstehen und erfahren können." (Lakoff und Johnson 2014:13)

Komplexe, abstrakte Dinge, Sachen, Sachverhalte werden, so Lakoff und Johnson durch Bilder ausgedrückt, die aus körperlich-sinnlichen, einfachen und frühen Erfahrungen stammen. Bedeutsam sind für Lakoff und Johnson jedoch nicht primär einzelne Metaphern. Mehrere Metaphern werden zu Mustern zusammengefasst, wenn sie einen identischen Quell- und Zielbereich vorweisen. Diese Bündelung von einzelnen Metaphern nennen Lakoff und Johnson „metaphorische Konzepte" (vgl. Lakoff und Johnson 2014).

Ausgangspunkt sind „basale kognitive Schemata" (Schmitt et al. 2018:25), die die Grundlage für die Identifikation von Metaphern darstellen. So gelingt es auch Metaphern in der Alltagssprache zu finden, die nicht schillernd und auffallend sind. In ihrem Frühwerk unterteilen Lakoff und Johnson die Metaphern in drei Arten, die auf frühe Erfahrungen von Menschen zurückzuführen sind: Strukturmetaphern, Orientierungsmetaphern und ontologische Metaphern (vgl. Lakoff und Johnson 2014). In „Philosophie in the flesh" (1999), dem Spätwerk von Lakoff und Johnson, gehen sie von 24 „Primary Metaphors" (Lakoff/Johnson 1999:49) aus. Aus den „Primary Metaphors" (ebd.) ließen sich eine unbegrenzte Zahl von metaphorischen Konzepten entwickeln. Festlegungen fassen den häufigen Gebrauch und Bedeutungen zusammen. Festlegungen können sein: „More is up" (ebd.) oder „Happy is up" (ebd.). In Bezug auf subjektive Bewertung, sensomotorische Domänen und primäre Erfahrungen kategorisieren sie Bedeutungszusammenhänge (vgl. Lakoff und Johnson 1999:49ff). Kulturelle Zusammenhänge prägen die Bewertung oder Orientierungen von Metaphern, deshalb sind sie nie unabhängig davon und der Gebrauch auch immer im Kontext der kulturellen Zusammenhänge zu verstehen.

Bedeutend für die Analyse von Texten sind auch die Aspekte des Hervorhebens und Versteckens von metaphorischen Konzepten. Einerseits zeigt ein metaphorisches Konzept etwas und verbirgt andererseits einen anderen Aspekt. Das metaphorische Konzept „Argumentation ist Krieg" betont und hebt die streitende, konfliktgeladene Ebene der Argumentation hervor, verbirgt jedoch eine friedliche, konstruktive Ebene der Argumentation, die möglicherweise einem Tanz gleich sein könnte (vgl. Lakoff und Johnson 2014).

Schmitt stellt fest, dass trotz aller Weiterentwicklung und Veränderung der Theorie der kognitiven Metaphern die basalen kognitiven Schemata durchgehalten würden. Als „Kernbestandteile der kognitiven Metapherntheorie“ (Schmitt et. al. 2018), könnten sie für eine Metaphernanalyse in den Sozialwissenschaften nutzbar gemacht werden (ebd.).

> „Die für eine sozialwissenschaftliche Analyse produktivste Ebene ist also die der metaphorischen Konzepte: In ihnen bündeln sich spezifische individuelle oder kulturelle Muster des Denkens, der Wahrnehmung, der Empfindung und des Handelns; und die Prüfung auf mögliche Schemata bei der Analyse von Texten erleichtert die Identifikation möglicher Metaphern.“ (Schmitt et al 2018:25)

Obwohl Schmitt seine Methode weitgehend auf die Erkenntnisse von Lakoff und Johnson aufbaut, tut er dies nicht ohne Kritik. Einerseits wird von ihm die nicht durchgängige und klare Linie bei Lakoff und Johnson bemängelt.

Die Annahme der Strukturmetaphern im ersten Werk werde im zweiten Werk wieder zurückgenommen, was die Forschung vor allem im deutschsprachige Raum verschärfe, da nur das erste Werk „Leben in Metaphern“ aus dem Englischen übersetzt wurde, eine große Anzahl von Forschenden sich aber auf das zweite bezögen (vgl. Schmitt 2017; Schmitt et al. 2018).

Anderseits kritisiert Schmitt die fehlende Einbettung in die Hermeneutik, die jedoch für eine Anschlussfähigkeit an die Sozialwissenschaft unerlässlich sei. Die Analyse der Metaphern zeige, wie wir die Welt aus altbekannten Mustern konstruieren würden, es mangele aber an Reflexion der wissenschaftstheoretischen Vorannahmen (vgl. Schmitt et al 2018). Um das „szientistische Selbstmissverständnis“ (ebd.:12) zu überwinden, schlägt Schmitt die Hermeneutik als Rahmung für die systematische Metaphernanalyse vor (vgl. Schmitt 2017). Dafür bezieht er sich auf die Ausführungen zur Hermeneutik von Gadamer und Habermas. Gadamer geht für das Textverständnis als sprachliches Phänomen von dem um das Verstehen bemühte Subjekt mit seinen Vorerfahrungen aus. Ausgehend davon sieht Gadamer jedes weitere Verstehen als Horizonterweiterung. Im Verstehensakt verschmelzen die Horizonte des verstehen wollenden

Subjekts und des fremden Subjekts. Diesen Prozess nennt er „Horizontverschmelzung“ (Gadamer 1990:311). Verstehen ist „(...) der Vorgang der Verschmelzung solcher vermeintlich für sich seiender Horizonte.“ (ebd.). Gadamer schließt die Geschichtlichkeit des Menschen mit ein. Vorurteile seien nichts Schlechtes. Verstehen erfolge auf der Grundlage des Vorverstehens (vgl. Gadamer 1990). Der dynamische Prozess des hermeneutischen Zirkels, in dem Forschende in verschiedenen Runden zu einem vertieften Textverständnis gelangen (vgl. Schmitt 2011), ist hier bedeutsam. Nicht das Hineinversetzen in das fremde Subjekt ist nach Gadamer das Ziel des Verstehensprozesses, sondern das „Einrücken in ein Überlieferungsgeschehen“ (Friesacher 2008:46). Bei Lakoff und Johnson hat es den Anschein, dass, unabhängig von den Vorannahmen oder von dem „Horizont“ der Forschenden, Metaphern entdeckt oder gefunden werden (vgl. Schmitt 2011). Schmitt weist jedoch darauf hin, dass das Auffinden von Metaphern auch immer an den eigenen Erfahrungshorizont gebunden ist. Metaphern können so in den eigenen Sprachgebrauch eingefügt sein, dass die Forschende diese nicht mehr als Metaphern erkennen kann.

> „Als hermeneutische Methode orientiert sich die Metaphernanalyse an der Einsicht Gadamers, dass das Verstehen eines durch seine Vorurteile beschränkten Interpreten als Erweiterung der Einsicht in prägende wirkungsgeschichtliche Zusammenhänge begriffen werden kann (...).“ (Schmitt 2017:453).

Im Gegensatz dazu versteht Habermas Hermeneutik als ein „Vermögen“ (Habermas 1970:73). Dieses sei erlernbar und mache Sinnverstehen kommunizierbar (ebd.). Die Reflexion, gerade im Sinne der Wissenschaftlichkeit, mache dies nach Habermas methodisch möglich sowie notwendig. Er wirft Gadamer einen „Mangel an konkreter hermeneutischer und methodischer Reflexion“ (Schmitt 2011:57) vor.

Schmitt sieht Metaphern im Kontext eines kommunikativen Geschehens. An Untersuchungen zur Metaphorik des Kampfes von Patienten im Vergleich zu Untersuchungen der Metaphorik des Detektives in Arztbriefen macht Schmitt deutlich, wie durch Metaphern Haltungen und Handeln verstanden werden und kommt zur Schlussfolgerung:

> „…, dass die Ergebnisse von Metaphernanalysen nur mit Angabe der konkreten kommunikativen Situation sinnvoll diskutiert werden können, was für eine hermeneutisch verstandene Sozialforschung folgerichtig ist." (Schmitt 2011:52).

Schmitt versteht die systematische Metaphernanalyse als ein Verstehen zweiter Ordnung. Es geht um das Verstehen des alltäglichen Verstehens, die Forscher:in versteht mit der Analyse die metaphorischen Muster, durch die hindurch verstanden wird (vgl. Schmitt et al. 2018:48).

Schmitt untersuchte verschiedene Ansätze und Positionen der Analyse von Metaphern. Hervorzuhebenden Einfluss und Vorarbeit leisteten unter anderem Blumberg, Weinrich, Nieraad und Black in Bezug auf die spätere kognitive Metaphernanalyse. Schmitt stellte einige grundsätzliche Übereinstimmungen fest.

So sieht Schmitt in allen Ansätzen das Bestreben, den gemeinsamen Sinn von vielen Metaphern zu erfassen. Weiter haben alle von Schmitt untersuchten Ansätze gezeigt, dass Metaphern ein unverzichtbares Element von Sprache und Denken sind. Es wurde ein enger Bezug von Sprache und Denken festgestellt, so dass eine Analyse der Sprache zu einer Analyse der Modelle des Denkens wird.

Die soziohistorische Begründung und der Ausdruck einer bestimmten Zeit und Kultur des metaphorischen Denkens konnte ebenfalls als Gemeinsamkeit gefunden werden (vgl. Schmitt 2017).

IV.2.4. Das Vorgehen der systematischen Metaphernanalyse

Nach der Festlegung des Datenkorpus und der reiflichen Überlegung der Forschungsfrage, die eine genaueste Klärung der Indikation beinhaltet (vgl. Schmitt 2017), werden für die Analyse der vorliegenden Texte drei Schritte benötigt.

1.) Dekonstruktion
2.) Rekonstruktion metaphorischer Konzepte
3.) Interpretation und Deutung

In der Dekonstruktion der zu analysierenden Texte werden in mehreren Schritten metaphorische Redewendungen identifiziert. Schmitt schlägt ein mehrschrittiges Verfahren vor, in dem am Ende eine Textruine aus Füllworten übrigbleibt.

Metaphorische Redewendungen des Textes werden mit Hilfe der Schemata identifiziert. In Anlehnung an Lakoff und Johnson bildet Schmitt fünf Schemata: Raum, Objekt, Substanz, Behälter und Person (vgl. Schmitt et al. 2018:20). Diese bilden die Grundlage für die Identifikation von alltagssprachlich genutzten Metaphern.

Die Schemata gehen auf frühkindliche Erfahrungen zurück. Lakoff und Johnson beziehen sich dabei auf die Erkenntnisse von Piaget (vgl. Lakoff/Johnson 2014).

Das Schema Raum umfasst alle körperlichen Erfahrungen im räumlichen Kontext wie zum Beispiel oben oder unten.

> „Diese räumliche Konzeptualisierung von Gefühlen geht auf eine unmittelbare sinnliche Erfahrung des Raums zurück, der die metaphorische Konzeptualisierung folgt." (Schmitt et a. 2018:16).

Das Schema Objekt zeigt sich durch eine Verdinglichung von Abstraktem, wie zum Beispiel „Gefühl". Metaphorisch zum Ding wird Gefühl, indem man es hat oder damit in den Raum kommt. Lakoff und Johnson bezeichnen diese Art von Metaphern als „ontological metaphor" (vgl. Lakoff/Johnson 2014:35–39). Schmitt übersetzt diesen Begriff ins Deutsche mit „vergegenständlichende Metapher" (Schmitt et al. 2018:17).

Eine weitere Art der Verdinglichung ist das Schema Substanz. Substanz als messbare und anhäufbare Masse wie Kies oder Sand, auch Flüssigkeiten gehören dazu. Substanzen können durch nicht bestimmbare Mengenangaben wie *viel* oder *wenig* konstruiert werden (vgl. Schmitt et al. 2018).

Das Schema Behälter zeigt sich in Konstruktionen, die auf die Erfahrung des Körpers als geschlossenes System zurück gehen. *Öffnen*, *äußern* und *ausdrücken* deuten ebenso auf ein Behälter-Schema, wie die Präposition *in: in der Gesellschaft, in der Gemeinschaft, in sich gekehrt.*

Das fünfte Metaphern generierende Schema ist die Person oder Personifikation: *Mein Gefühl sagte mir, dass da was nicht stimmt.* Hier wird das Gefühl zu einer Person.

Das Besondere der systematischen Metaphernanalyse – im Gegensatz zu den von Schmitt als *wilde* Metaphernanalysen bezeichneten (Schmitt 2017) – besteht in der Untersuchung solcher Metaphern, die auch in der Alltagssprache auftauchen. Zum Beispiel gebrauchen wir alltagssprachlich häufig die Wendung *in der Gesellschaft.* Nach der Untersuchung unter Zuhilfenahme der Schemata ist hier das Schema des Behälters zu finden. Gesellschaft ist also etwas *in dem* wir uns befinden oder auch aus dem wir *raus gehen* oder *draußen sein* können.

Obwohl die Schemata eine gute Grundlage für die Identifikation von metaphorischen Redewendungen sind, kann es dennoch zu Grenzfällen kommen. Schmitt beschreibt solche Grenzfälle, bei denen eine Erweiterung zur Hilfe genommen werden kann:

Besonderheiten beim Erkennen von Metaphern

In exemplarischen Narrationen kann sich eine Metapher durch das aufgrund der Erzählung entstandene Bild entfalten. Weiterhin gibt es Metaphern, die sowohl im konkreten als auch im übertragenen Sinne erscheinen können. In Anlehnung an Buchholz nennt er sie „Doppelgänger" (vgl. Schmitt et al. 2018:100). Als Teilhandlungen, die für einen Vorgang stehen, treten auch Metonymien auf. Ein Beispiel dafür ist „zur Flasche greifen" (vgl. Schmitt et al. 2018:101). Auch ein metaphorisches Zitatformat kann auftauchen und als Metapher identifiziert werden. Wenn in der Erzählung ein Wort nicht ausgesprochen wird, sondern zum Beispiel auf ein Körperteil gezeigt wird: Hier oben – mit Hand an die Stirn greifend. Schmitt bezeichnet dies als „Geste mit metaphorischem Wert" (ebd.:102). Auch kausale und finale Konjunktionen, Adverbien, Präpositionen können als Metaphern dienen bzw. diese aufzeigen. In dem ein oder anderen Fall kann der metaphorische Gehalt einer Äußerung erst nach Konzeptbildung deutlich werden. Zwar werden Vergleiche deutlich bewusster eingesetzt als die klassische Metapher, können jedoch im Rahmen der Analyse, nach Schmitt durchaus als Metaphern behandelt werden (vgl. ebd.). Eine Metapher könne als „tot" gelten, wenn sie keinen Bezug zu einem konzeptuellen Sinngefüge habe (vgl. ebd.:104). Schmitt weist jedoch auf die Überschätzung dieses Problems hin. Eine dementsprechende Kategorisierung hält er für erkenntnishemmend (vgl. ebd.).

Rekonstruktion metaphorischer Konzepte

Im zweiten Schritt werden dann die sozusagen herausgeschnittenen metaphorischen Redewendungen dergestalt geordnet, dass solche mit identischem Quell- und Zielbereich zu einem metaphorischen Konzept werden.

„Hinter dem Begriff „Konzept" verbirgt sich, wie im ersten Kapitel deutlich wurde, eine wesentliche Neuerung des Ansatzes von Lakoff und Johnson in der linguistischen Diskussion: Metaphorische Redewendungen sind nicht zufällig, sondern entstammen oft einem gemeinsamen Quellbereich und übertragen kognitive Orientierungen auf einen Zielbereich." (Schmitt et al. 2018:75).

Die Rekonstruktion der metaphorischen Konzepte geschieht wieder in mehreren Arbeitsschritten. Nicht immer können alle Redewendungen zugeordnet werden und die Entwicklung von metaphorischen Konzepten gilt auch nicht als abgeschlossen (vgl. Schmitt 2017; Schmitt et al. 2018). Einzelne metaphorische Redewendungen können für sich schillernd oder auffällig sein, lassen sie sich nicht einem Konzept zuordnen, bleiben sie für die systematische Metaphernanalyse nicht nutzbar.

Als Besonderheiten beim Bilden metaphorischer Konzepte zeigt Schmitt verschiedene Aspekte auf:

- Metaphorische Wendungen, die in mehrere metaphorische Konzepte passen
- Szenische Aussagen zur Benennung eines metaphorischen Konzepts
- Abstraktionshöhe der Konzepte
- Identifikation komplexer Praktiken als Konzept
- Unterschiede zwischen wortsemantischen und pragmasemantischen Ansätzen
  (Schmitt et al. 2018:105)

Die Metaphernanalyse sei keine einfache regelbasierte Erkennung von Redewendungen als Metapher und keine *Ordnung* von metaphorischen Redewendungen zu Konzepten, sondern ein Verstehen einer Übertragung und das neue Benennen ähnlicher Übertragungen (vgl. Schmitt et al. 2018:108)

> „Dafür braucht es einen freien Raum, der – handwerklich konkreter – aus einer Datei unklarer Redewendungen und unklarer Konzepte bestehen kann, bei deren wiederholter Durcharbeitung jener Einfall kommt, der eine neue Ordnung vorantreibt. Keine der oben genannten Zweifelsfälle dürfte den Interpret/innen sofort verständlich gewesen sein." (Schmitt et al. 2018:108)

Metaphorische Konzepte werden dann unter Zuhilfenahme der von Schmitt vorgeschlagenen heuristischen Hilfen als Erkenntniserweiterung interpretiert.

Heuristische Hilfen zur Interpretation

Um weniger formale Lösungen möglich zu machen, benutzt Schmitt vorläufige Hilfsmittel, die er als Heuristik versteht (vgl. Schmitt 2017). Sie werden verstanden als Möglichkeiten und in Abhängigkeit der Nützlichkeit für die Untersuchung angewendet. Sie sind, nach Schmitt, eine „Anregung für ein sensibilisierendes Prozedere" (Schmitt 2017:500) und auf Erfahrungen von vorangegangenen Metaphernanalysen häufig erscheinende Muster von Interpretationen. Der unterstützende Charakter ist dabei vordergründig. Sie sollen nicht wie eine Liste abgearbeitet werden, sondern in Überprüfung herangezogen werden.

Heuristiken der Interpretation

- die Suche nach ausdruckserweiternden und funktionalen Gehalten (highlighting)
- die Suche nach Erkenntnis verhindernden Implikationen (hiding)
- den Vergleich metaphorischer Konzepte

- die Analyse selektiver Ausgestaltungen metaphorischer Konzepte
- das Fehlen von metaphorischen Konzepten
- die Suche nach Implikationen metaphorischer Unterscheidungen in der Lebenswelt
- die Prognose zukünftiger Handlungen
- die sequenzielle Analyse metaphorischer Interaktion und Metakommunikation
- die Analyse von Reaktionen auf Metaphern als Projektionsflächen
- der Einbezug quantitativer Angaben
- die Rekonstruktion von Veränderungen
- die Analyse der Differenz absichtlich versus nicht absichtlich gebrauchter Metaphern
- die Analyse metaphorischer Inszenierungen (Schmitt 2017:499f)

Heuristische Interpretationshilfen erleichtern durch verschiedene Setzungen von Relationen und Kontexten die Interpretationen (vgl. Schmitt et al. 2018). Als Elemente des Feldes sind Kultur, Kontext, Relationen, Reaktionen und Verhalten bedeutsam.

Die Darstellung der Ergebnisse kann sehr unterschiedlich gehandhabt werden. Möglich sind Tabellen und Darstellungen genauso wie Textformen.

IV.3. Datenerhebung

Die Datenerhebung erfolgte durch Interviews, die mit fünf Pflegefachpersonen aus verschiedenen Krankenhäusern in Norddeutschlanddurchgeführt wurden. Der Kontakt zu den Teilnehmerinnen wurde unterschiedlich hergestellt.

In vier Fällen wurden Führungskräfte (eine Teamleitung und eine Pflegedirektorin) aus dem Netzwerk der Forscherin gefragt, ob sie die Anfrage an ihre Mitarbeiter:innen weiterleiten würden. Dies erfolgte durch eine allgemeine Anfrage mit einem Anschreiben, das für Mitarbeiter:innen von chirurgischen und internistischen Stationen[8] zugänglich gemacht wurde. Interessierte Teilnehmende nahmen dann Kontakt mit der Forscherin auf. In einem Fall erfolgte die Teilnahme durch Weitererzählen einer Bekannten an eine Bekannte, die sich dann mit der Forscherin in Verbindung setzte. Alle Teilnehmerinnen stehen in keinem Arbeitsverhältnis und standen im Vorfeld in keiner Art von Kontakt mit der Forscherin.

Alle Teilnehmerinnen sind examinierte Pflegefachpersonen. Drei Teilnehmerinnen arbeiten auf chirurgischen Stationen, eine Teilnehmerin arbeitet als Springerin in einem allgemeinen Krankenhaus, eine Teilnehmerin arbeitet auf einer internistischen Station mit überwiegend onkologisch erkrankten Patienten.

Die Teilnehmerinnen waren zwischen 27 und 44 Jahre alt und hatten zwischen 2 und 20 Jahren Berufserfahrung. Den Teilnehmerinnen wurde der Ort für die Durchführung des Interviews freigestellt. Drei Interviews fanden auf Wunsch der Teilnehmerinnen in Räumlichkeiten des Krankenhauses statt, zwei Interviews fanden in den Wohnungen der Teilnehmerinnen statt. Alle Teilnehmerinnen erhielten sowohl ein Anschreiben als auch ein Aufklärungsschreiben und wurden vor Beginn des Interviews umfassend aufgeklärt. Die Interviews wurden mit einem digitalen Aufnahmegerät aufgenommen und transkribiert.

Interviewform

Um geeignetes Datenmaterial für eine Metaphernanalyse zu erheben, ist einerseits das Bestreben eine sehr offene Herangehensweise zu wählen.

> „Für die Erhebung heißt dies, dass der Interviewstil möglichst zurückhaltend sein sollte und metaphorische Präkonzeptualisierungen in den Fragen der Interviewenden reflektiert werden müssen. Sinngemäß gilt dies für alle anderen Formen der Erhebung von Material." (Schmitt et al. 2018:67)

Im Sinne der offenen Herangehensweise fiel zunächst die Wahl auf ein narratives Interview. Das narrative Interview nach Fritz Schütz erschien

8 Im Falle der Pflegedirektorin wurden die Anschreiben auf mehreren Stationen ausgelegt, im Falle der Teamleitung wurde das Anschreiben im Stationszimmer ausgelegt.

möglicherweise zu streng in seiner Herangehensweise. Fischer-Rosenthal und Rosenthal öffneten die strenge Form des narrativen Interviews und lassen spezifischere Fragen zu, die sich direkt auf das Forschungsinteresse beziehen (vgl. Fischer-Rosenthal/Rosenthal 1997). Sie nennen es die „geschlossenste Form" (ebd.:141), indem zeitliche und inhaltliche Vorgaben gemacht werden (vgl. Fischer-Rosenthal/Rosenthal 1997:141):

> „Die geschlossenste Form einer Erzählaufforderung dagegen enthält die Angabe des Forschungsthemas sowie eines temporalen Anfangs- und Endpunkts." (Fischer-Rosenthal/Rosenthal 1997:141).

Da die Teilnehmerinnen nicht im Sinne eines Biographischen Interviews sehr frei erzählen sollten, war es notwendig einige Vorgaben in der Fragestellung zu machen. So erschien das narrative Interview in der Form nach Fischer-Rosenthal und Rosenthal als die geeignete Variante.

IV.4. Forschungsethik

Menschenwürde und Menschenrechte sind nicht nur im alltagspraktischen pflegerischen Handeln bedeutsam, sondern auch in der Forschungstätigkeit. Dies soll in erster Linie dem Schutz der Forschungsteilnehmenden dienen (vgl. Schnell 2013; Schnell/Dunger 2018). Wissenschaftliche Forschung und der Einsatz von Forschungsmethoden seien nicht ethisch neutral und würden an ihrem Forschungsgegenstand eine Veränderung bewirken, die ohne Ihr Zutun nicht aufträte (vgl. Schnell 2013:195).

Vulnerable Personen bedürfen einer besonderen forschungsethischen Aufmerksamkeit. Vulnerable Personen sind nach Schnell und Dunger:

> „Vulnerable (verletzte, verletzliche) Personen innerhalb der Forschung sind Probanden, die aufgrund ihres Alters oder ihrer eingeschränkten Fähigkeiten möglicherweise kein informierte Zustimmung geben können und/oder die aufgrund ihrer besonderen Lebenssituation durch die Teilnahme an einem Forschungsvorhaben in besonderem Maße belastet oder gar gefährdet werden können." (Schnell/Dunger 2018:42).

In der vorliegenden Forschungsarbeit wurden jedoch keine vulnerablen Personen befragt. Deshalb konnte auf ein Ethik-Votum verzichtet werden.

Das Bundesdatenschutzgesetz (BDSG) definiert und regelt den Schutz persönlicher Daten (vgl. Schnell/Dunger 2018:36). Es schreibt vor, dass persönliche Daten nur mit der Zustimmung der betreffenden Person veröffentlicht werden dürfen. Die in diesem Forschungsvorhaben erhobenen Daten werden anonymisiert und so dargestellt, dass zu keinem Zeitpunkt Rückschlüsse auf einzelne Personen gezogen werden können.

Ein Grundprinzip ist die informierte Zustimmung (informed consent). In der vorliegenden Arbeit wurden die Teilnehmerinnen umfassend über das Forschungsvorhaben informiert. Das erfolgte durch ein Informationsschreiben und eine weitere mündliche Aufklärung vor Ort. Die Zustimmung zur Teilnahme erfolgte auf der Grundlage der Vorinformationen freiwillig. Vor der Durchführung der Interviews wurden die Teilnehmenden nochmals darüber aufgeklärt, dass sie jederzeit das Recht haben das Interview abzubrechen. Von allen Teilnehmenden wurde eine Einwilligungserklärung, die in schriftlicher Form vorlag und umfassend erklärt wurde, unterschrieben.

Das Forschungsvorhaben wurde durch die Erarbeitung des theoretischen Rahmens und der systematischen Literaturrecherche eingebettet in den aktuellen Stand der pflegewissenschaftlichen Forschung (vgl. Kapitel III) und damit die Notwendigkeit begründet.

Forschungsvorhaben und Art der Mitwirkung wurde den Interviewteilnehmerinnen ausführlich und in verständlicher Sprache erklärt.

Grundsätzlich waren keine negativen Folgen durch die Teilnahme an den Interviews zu erwarten. Jede Teilnehmerin wurde darauf hingewiesen, dass sie zu jedem Zeitpunkt das Interview ohne Benennung der Gründe abbrechen kann. Die Forscherin war darauf vorbereitet, dass möglicherweise aus einer affektiven Berührung eine persönliche Betroffenheit der Interviewteilnehmerin zu einer Unterbrechung des Interviews führen könnte. Dies hätte die Forscherin aufgrund ihrer beruflichen Vorerfahrung auffangen können.

Datenschutz
Nach § 3,1 des BDSG sind personenbezogene Daten ein Gut, das zu schützen ist (vgl. Schnell/Dunger 2018).

> „Personenbezogene Daten sind Einzelangaben über persönliche oder sachliche Verhältnisse einer bestimmten oder bestimmbaren natürlichen Person" (BDSG § 3,1 zitiert nach Schnell/Dunger 2018)

Die im Rahmen dieser Arbeit erhobenen Daten wurden in solcher Weise anonymisiert, dass zu keiner Zeit Daten und Personen in Verbindung gebracht werden konnten (vgl. ebd.).

IV.5. Methodisches Vorgehen

Die geführten Interviews wurden transkribiert und in Anlehnung an das Vorgehen von Schmitt (1995) geglättet. Pausen wurden mit Klammerzeichen dargestellt, bei einer Pause bis drei Sekunden als Punkte, ab vier Sekunden als Zahlenziffern. Satzabbrüche wurden mit / markiert. Umgangssprachliche Redewendungen wurden genauso geglättet, wie Füllworte (ehm, äh usw.).

Die in Textform nun vorliegenden Interviews wurden nach den methodischen Schritten der systematischen Metaphernanalyse in mehreren Schritten nach metaphorischen Redewendungen untersucht, indem der Text zerpflückt wurde.

Ausschnitt aus dem Interview TULPE:

> **TULPE:** Also ein ganz negatives Beispiel ist, wenn man das Gefühl hat, irgendwie ist glaub ich grad irgendwas mit dem Menschen, und macht seine Rundgänge, im Nachtdienst war das zum Beispiel war das letztens der Fall. Da habe ich gedacht, gut, ich geh lieber noch mal gucken, weil einfach dieses Gefühl, irgendwas ist da glaub ich nicht richtig. Und dann bin ich in dieses Zimmer gegangen und dann ist der Patient tatsächlich verstorben. Der wurde noch reanimiert und man hat ihn nicht mehr wiedergekriegt. Und das war einfach nur, man ist

> gucken gegangen, weil man irgendwie das Gefühl hatte, irgendwas stimmt da nicht. Es war nichts vorher auffällig, er hat vorher geschlafen, die Mitpatienten haben auch nichts gesagt, es war alles in Ordnung. Aber irgendwas hat gesagt, ich muss jetzt noch mal in dieses Zimmer gehen, und gucken.

Im nächsten Schritt wurden die gefundenen metaphorischen Redewendungen und Metaphern in einer Tabelle aufgelistet. Der metaphorische Gehalt wurde durch Zuordnung zu den metaphorischen Schemata oder Identifikation als Metapher geprüft. Dann erfolgte eine Überprüfung der metaphorischen Redewendung oder Metapher für die Forschungsfrage. Die Forscherin wählte zunächst eine systematische Untersuchung des Textes auf alle metaphorischen Redewendungen und entschied im letzten Schritt über die Bedeutung dieser für die Forschungsfrage. Ohne Zweifel waren deutlich mehr Metaphern und metaphorische Redewendungen zu finden, einige bezogen sich jedoch nicht auf den mit der Forschungsfrage zu untersuchenden Bereich.

Neben den Metaphern und metaphorischen Redewendungen wurden auch Vergleiche und bildliche Erzählungen in die Tabelle aufgenommen, die im Weiteren zur Erkenntniserweiterung beitragen können.

Folgende Tabelle entstand in diesem Arbeitsschritt (hier exemplarisch für den oben dargestellten Abschnitt des Interview TULPE):

Zeile	Metaphorische Redewendungen	Schema oder erste konzeptionelle Überlegungen	Metapher für Zwischenleiblichkeit Einschluss für die Analyse
T#10/11	wenn *man das Gefühl hat*, irgendwie ist glaub ich grad irgendwas mit dem Menschen,	Objekt	Einschluss
T#12/13	Da habe ich gedacht, gut, *ich geh* lieber noch mal *gucken*	Sehen ist Kontrolle	Einschluss
T#13	weil einfach *dieses Gefühl,* irgendwas ist *da glaub ich nicht richtig*	Objekt Ordnung	Einschluss Einschluss
T#15/16	Und das war einfach nur, *man ist gucken gegangen*	Sehen ist Kontrolle	Einschluss
T#16/17	weil man irgendwie *das Gefühl hatte,* irgendwas stimmt da nicht.	Objekt Ordnung	Einschluss Einschluss
T#18	es war alles *in Ordnung*	Behälter	Einschluss
T#18/19	Aber *irgendwas hat gesagt,* ich muss jetzt noch mal *in dieses Zimmer gehen, und gucken.*	Kraft/Person; Sehen ist Kontrolle	Einschluss Einschluss
T#24	Ich weiß nicht, ob man so *eine Unruhe* irgendwie innerlich hat.	Objekt Behälter	Einschluss Einschluss

Tabelle 2: Beispiel für Darstellung der identifizierten metaphorischen Redewendungen (eigene Darstellung)

Aus den identifizierten Metaphern und metaphorischen Redewendungen wurden im nächsten Schritt metaphorische Konzepte gebildet. Exemplarisch für das Interview Tulpe wir hier das metaphorische Konzept „Dazwischen ist Training“ in der Tabelle dargestellt. Aus allen identifizierten metaphorischen Redewendungen wurde jene zusammengeführt, die zu dem Bild des „Dazwischen als Training“ passen oder es unterstützen. Genauso kann mit bildlichen Erzählungen vorgehen. Diese erfüllen nicht die Kriterien für eine metaphorische Redewendung, untermauern aber mit dem Bild, das durch die Erzählung erzeugt wird, ein metaphorisches Konzept und werden aus diesem Grunde dazu genommen (vgl. Schmitt 2017).

Ebenso wurden in der Tabelle festgehalten, was mit dem metaphorischen Konzept hervorgehoben wird und was verborgen bleibt. Dies ist für die spätere Interpretation noch hilfreich.

Metaphorische Redewendungen	Metaphorische Konzepte	Hervorheben	Verbergen
• *ihnen zeigen, was sie doch können*, obwohl sie sich das gar nicht zutrauen **T#155/156** • ja dieses, was alle sagen, *Menschen helfen und irgendwie da sein* **T#142** • *bei den ersten Schritten* wieder helfen **T#155** • Also dieses „Danke", dafür, *dass man ihnen zeigt* (.), was sie doch eigentlich können. **T#157/158** • Und *dass sie das nicht unterschätzen dürfen*, was sie geleistet haben, und was sie leisten **T#158/159** • dass das schon ein großer Schritt ist **T#246** • Man versucht sie ja zu stärken *in ihrer Wut, Trauer, Angst* ***T#254*** • wenn man (..) diesen Menschen dann auch in die Augen guckt und dann vielleicht auch lächelt und *wohlwollend irgendwie das versucht zu vermitteln*. (.)**T#259–261** • und dann vielleicht auch lächelt und wohlwollend irgendwie *das versucht zu vermitteln*. (.)**T#260/261** • Und dass wir da sind. Das hilft den meisten schon **T#248/249** • dass sie wissen, dass *sie das nicht alles alleine machen, dass jemand da ist* **T#248/249** • und dass sie sehen werden, wie *schnell und gut sie wieder auf die Beine kommen* **T#246/247** • als wenn sie doch *die Hilfe in Anspruch nehmen* **T#297** • Das muss man dann einigen auch noch öfters sagen, weil sie *dieser Hilfe gar nicht annehmen* können **T#286/287** Manchmal vielleicht auch die Hand hält *und sagt, „das wird alles/ wir kriegen das zusammen hin*. Und das haben sie schon gut gemacht." **T#261/262 (bildliche Erzählung)**	Dazwischen ist Training Unterstützung, Ermutigung durch zeigen, sprechen und da sein	Wiederherstellen der Gesundheit	Akzeptieren von Schicksal

Tabelle 3: Metaphorisches Konzept „Dazwischen ist Training" aus dem Interview Tulpe (eigene Darstellung)

V. Darstellung der Ergebnisse

Im Folgenden werden die Ergebnisse der Analyse der fünf Interviews für jedes Interview einzeln dargestellt, um im letzten Teil des Kapitels Gemeinsamkeiten der Ergebnisse aus den einzelnen Interviews aufzuzeigen.

Basierend auf der Forschungsfrage wurden die Interviews nach metaphorischen Konzepten für das Konzept der Zwischenleiblichkeit untersucht.

Wie erleben beruflich Pflegende von chirurgischen und internistischen Stationen zwischenleibliche Ereignisse?

Welche Sprachbilder werden benutzt, um das Erlebte auszudrücken?

Als zwischenleibliche Ereignisse aus der Perspektive beruflich Pflegender wurden, den Ausführungen im theoretischen Rahmen folgend, Beschreibungen all jener Zwischenereignisse festgelegt, die beruflich Pflegende an sich selbst, an Patient:innen und im gemeinsam geteilten Zwischenbereich erleben und empfinden. In den Interviews wurde die Frage nach dem *Dazwischen* gestellt, deshalb wurden die Interviews auf metaphorische Konzepte weitgehend als *Dazwischen* konzipiert. In einigen Fällen zeigten sich metaphorische Konzepte, die nicht als *Dazwischen* formuliert wurden, aber für das Verständnis der Orientierungen des *Dazwischen* der Teilnehmerin von Bedeutung erscheinen.

Aufgrund des großen Umfangs der identifizierten metaphorischen Redewendungen und Metaphern wurde für die folgende Darstellung der Ergebnisse exemplarisch eine Auswahl der identifizierten metaphorischen Redewendungen aufgeführt.

Obwohl das Hervorheben und Verbergen zu den heuristischen Interpretationshilfen gehören (vgl. Schmitt et al. 2018) und strenggenommen nicht in die Darstellung der Ergebnisse gehören, wurde an dieser Stelle zur Vereinfachung für jedes metaphorische Konzept auch aufgezeigt, welcher Aspekt dadurch hervorgehoben oder verborgen wird.

V.1. Ergebnisse der Analyse des Interviews TULPE

Die Pflegefachperson aus dem Interview TULPE verfügt über 6 Jahre Berufserfahrung Sie arbeitet als Vollzeitkraft auf einer chirurgischen Station.

In der Analyse des Interviews TULPE konnten acht metaphorische Konzepte identifiziert werden:

1. Dazwischen ist Hin- und Her
2. Dazwischen sind Gefühle als Dinge
3. Dazwischen ist Kontrolle durch Sehen
4. Dazwischen ist Training
5. Dazwischen ist ein Zugang durch Offenheit
6. Dazwischen sind Situationen, wie Dinge, die man besitzt, verändern und an die man herangehen kann
7. Dazwischen ist ein enges Verhältnis
8. Dazwischen ist Aufspüren von Gefahren und Unrichtigkeiten und Klarheit schaffen

Das metaphorischen Konzept **Dazwischen ist Hin- und Her** ist geprägt von Wegmetaphern. In Begegnungen „kommt gar nichts zurück" (T#55/56) oder „was anderes zurück" (T#348) oder es kommt keine „Reaktion auf das (...) was ich ihm sage" (T#372/373). Auch kriegt man „ein Gefühl von Zufriedenheit von den Patienten zurück" (T#156/157) oder es kann auch sein, dass „man weiß, dass man vielleicht auch ein Lächeln zurückbekommt." (T#390/391) oder „noch ein „Danke" bekommt" (T#170). Die Hin- und Her-Bewegung zeigt sich auch darin, dass etwas

(T#94/95), „offener wirkt“ (T#95) und zeigt sich auch als *„eine Unruhe* irgendwie *innerlich“* (T#24).

Das metaphorische Konzept verdeutlicht die Präsenz von Gefühlen und das Handeln nach und Orientieren an Gefühlen. In der Dinghaftigkeit, wie sie sich hier sprachlich zeigt, hebt das Konzept hier die Abgeschlossenheit der Gefühle hervor. Verborgen bleibt hier die Substanzhaftigkeit von Gefühlen, die strömen können. In der ausströmenden Dynamik von Gefühlen würde auch die Möglichkeit der ‚Ansteckung‘ gezeigt werden, die in diesem Konzept ebenfalls verborgen bleibt.

Gefühle sind hier zwar handlungsleitend, bleiben aber zwischenleiblich getrennt vom Gegenüber. Die Pflegefachperson spricht hier von ihren eigenen Gefühlen, wenig jedoch von den Gefühlen der Patient:in.

Das metaphorische Konzept **Dazwischen ist Kontrolle durch Sehen** verdeutlicht die starke Orientierung durch das Sehen. Kontrolle wird ausgedrückt als ein *„geh lieber noch mal gucken*, (...), irgendwas ist da (...) nicht richtig.“ (T#12/13) oder „Und das war einfach nur, *man ist gucken gegangen“* (T#15/16) oder „aber man denkt irgendwie, irgendwas *musst du da noch mal gucken“* (T#178/179) und „Jedes Mal, wenn man dann gucken geht, wird das auch noch bestätigt“ (T#185/186). Auch im positiven Sinne ist Sehen eine Kontrolle für einen erfolgreichen Verlauf: „Und dann ist natürlich auch *schön zu sehen*, wenn sie dann in die Reha gehen und zufrieden sind mit sich“ (T#219/220) und „Man freut sich halt die Entwicklung zu sehen“ (T#216/217). Augenkontakt und der Blick des anderen ist eine Kontrolle, ob die Patient:in zugewandt und offen für einen Kontakt ist (T#119/120; T#371; T#126; T#126–128; T#96/97).

Das metaphorische Konzept **Dazwischen ist Kontrolle durch Sehen** hebt das Kontrollierende in zwischenleiblichen Ereignissen hervor, verbirgt jedoch das Loslassen, das Nicht-Kontrollierbare von pflegerischen Situationen.

Im metaphorischen Konzept **Dazwischen ist Training** zeigt sich die Qualität einer Trainerin, die zeigt, *„was sie doch können*, obwohl sie sich das gar nicht zutrauen“ (T#155/156). Eine Trainerin schätzt möglicherweise die Fähigkeiten der zu trainierenden Person anders ein als die Person selbst und sieht Potentiale: „Und *dass sie das nicht unterschätzen dür-*

fen, was sie geleistet haben, und was sie leisten" (T#158/159). Ermutigung (T#246; T#285/286), Unterstützung (T#297; T#155; T#248/249) und Stärkung (T#254) sind prägend für dieses Konzept und zeigen hier die handlungsleitenden Orientierungen der Pflegefachperson als Zeigende (T#157/158), Helfende (T#155; T#142) und als eine Art Lehrerin, die „*ihnen zeigt* (.), was sie doch eigentlich können." (T#157/158) „und *wohlwollend irgendwie das versucht zu vermitteln.*" (T#259–261), auch, „dass sie sehen werden, wie *schnell und gut sie wieder auf die Beine kommen*" (T#246/247)

Sehr stark ist das Bild der Unterstützerin, die an der Seite der Patient:in ist (T#259–261; T#248/249; T#297; T#278; T#278/279; T#283). Das zeigt sich auch in der metaphorischen Narration:

> „Manchmal vielleicht auch die Hand hält *und sagt, „das wird alles/ wir kriegen das zusammen hin.* Und das haben sie schon gut gemacht." (T#261/262)

Hervorgehoben wird hier das zugewandte Unterstützende, verborgen bleibt das Unterstützung-entziehende. In der Ermutigung und Unterstützung und dem Da-Sein wird die ‚gute Seite der Macht' hervorgehoben. Unbeleuchtet und im Schatten bleibt, wenn Unterstützung nicht gewährt wird, weil zum Beispiel Aggressionen, Burnout, Erschöpfung oder Zeitmangel das Zugewandt-sein verhindern.

Als weiteres metaphorisches Konzept wurde **Dazwischen ist ein Zugang durch Offenheit** gefunden. Darin zeigt sich, dass der Zugang zur Patient:in durch Offenheit geschieht. Die Pflegefachperson selbst „*kann offener sein*" (T#109) und merkt, dass der Patient „*offener wurde*" (T#72/73) oder „*offener wirkt.*" (T#95) und „einem doch *zugewandt ist*" (T#120–121). Ein Zugang zur Patient:in wird erkannt, ob jemand *offen* „*wirkt*" (T#370) oder „*ablehnend wirkt*", (T#370) ohne diesen ist es nicht so einfach „*an diese Menschen heranzukommen*" (T#352/353). Auch die eigene Offenheit der Pflegefachperson hat für das *Dazwischen* eine Bedeutung, wenn Sie sich „*nicht so offen dem Menschen zuwende(t)*" (T#389). Offenheit und Zugang haben einen positiven Effekt: „*man fühlt sich auf jeden Fall gut,* besser als wenn er *so abweisend ist.*" (T#111/112).

Den Zugang durch Offenheit hebt eine Zugewandtheit und Erreichbarkeit hervor, verborgen bleibt hier die Abgrenzung.

Dazwischen sind Situationen, wie Dinge, die man besitzt, verändern und an die man herangehen kann. Als Dinge, die man besitzen kann und mit denen man etwas tut, werden Situationen metaphorisiert: *„die Situation habe ich"* (T#177) oder „ich *hatte das [die Situation]* öfters schon (T#179–181) oder man hatte *„die Situation* so noch nicht" (T#204). Sie fragt sich, ob sie irgendwas *„an dieser Situation ändern kann"* (T#304) und Kollegen können unbelastet „daran gehen (…) *an die Situation"* (T#354/355). Patienten sind „deprimiert (…) *über die Situation"* (T#309/310) und *etwas kann „eine spezielle Situation"* (T#322) sein. Schließlich ist es so," *dass manche Situationen* einfach so sind, dass man Unterstützung braucht" (T#293/294).

Das Wort Situation kommt aus dem Französischen (situation), es wurde dem im 16. Jahrhundert entlehnt und bedeutet „Gegend, Lage"[9]. Es zeigt sich ein Umgang mit der vorgefundenen Lage der Dinge. Dabei ist die Situation eine Art Besitz der Pflegefachperson, es ist nicht irgendeine, von irgendjemandem, sondern die der Pflegefachperson. Was auch eine direkte Verantwortlichkeit für die jeweilige Situation einschließen könnte. Die Verdinglichung erzeugt auch Abgrenzung und eine Kontrollierbarkeit, was mit diesem metaphorischen Konzept hervorgehoben wird. Der verborgene Aspekt ist das Grenzenlose und Ausufernde, das eine Situation möglicherweise außer Kontrolle bringen kann.

Das metaphorische Konzept **Dazwischen ist ein enges Verhältnis** zeigt auf, dass zwischen Patient:in und der Pflegefachperson eine tiefe Verbindung entstehen kann. Es entwickelt sich *„ein Verhältnis zwischen einem und dem Patienten"* (T#217/216). Das kann sehr nah sein und die Patient:in *wächst einem ans Herz* (T#215/216), und „umso fitter sie werden, umso mehr *können sie sich ja wieder abnabeln"* (T#36/37). Es werden *„auch private Dinge"* (T#217) erzählt. Dann „möchte man es natürlich *noch irgendwie noch besser machen"* (T#232/233) „oder möchte, dass der Patient *noch schneller gesünder* wird," (T#233/234). Es nimmt *„einen*

9 https://www.wortbedeutung.info/Situation/

natürlich auch mit, wenn es dem Patienten dann wieder schlecht geht" (T#234/235) „Das macht einem dann mehr zu schaffen, als bei jemandem, den man als Patienten sieht, *ohne da eben irgendeine Verbindung aufzubauen.*" (T#235–237). „Und so fühl ich mich natürlich auch gut. Und wenn jemand dann noch *ein ‚Danke' bekommt*" (T#169/170).

Diese Nähe scheint in gewisser Weise frei gewählt zu sein, denn es kann auch Distanz gewählt werden „bei mir *entwickelt sich selten so ein enges Verhältnis.* Das ist meistens sehr distanziert" (T#220–222), vor allem, wenn Antipathie eine Rolle spielt: „wenn ich in ein Zimmer gehe, wo ich weiß, dieser Mensch ist mir tatsächlich unsympathisch, dann geht man vielleicht *ein bisschen distanzierter* auch ran. (T#392–394), und viele Schichtwechsel hat, finde ich, *ist es schwierig, dass sich da immer etwas aufbaut* (T#222/223). Das enge Verhältnis kann einen mitnehmen (T#234/235) und zu schaffen machen (T#235–237).

Nähe und Distanz als zwei Seiten der Verbindung zwischen der Pflegefachperson und der Patient:in entstehen weniger aus der professionellen Haltung heraus, sondern sind eher zufällig und geprägt von Sympathie und Antipathie. Darüber hinaus hat der Aufbau dieses engen Verhältnisses auch mit dem Verhalten der Patient:in zu tun, wie sich in der metaphorischen Narration zeigt:

> „Und dann ist es oftmals auch sehr merkwürdig, wenn man dann diesem Menschen wieder auf Station begegnet und er vorher sehr aggressiv war und vielleicht auch geschlagen hat, gespuckt hat, dann wieder nett und freundlich mit ihm umzugehen. Da muss man sich dann immer wieder sagen, dass lag ja nur an der Narkose oder den Medikamenten und ja" (T#359–365)

Dazwischen ist Aufspüren von Gefahren und Unrichtigkeiten und Klarheit schaffen. Dieses metaphorische Konzept zeigt eine Haltung des detektivischen Aufspürens. „Weil man dann Patienten *sieht und überlegt, was könnte da noch sein oder was könnte passieren*" (T#206/207). Das Aufspüren ist gebunden an eine innere Stimme, denn *„irgendwas hat gesagt*, ich muss jetzt noch mal in dieses Zimmer gehen, und gucken" (T#18/19) oder *„irgendwas sagt einem,* ich muss noch mal gucken gehen" (T#27/28). Auf der Suche nach Ordnung: „es war *alles in Ordnung* (T#18), ist die Frage nach dem was stimmt: „*irgendwas stimmt da nicht.*" (T#16/17), „weil einfach dieses Gefühl, *irgendwas ist da* glaub ich *nicht richtig*" (T#13) und „dass ich manchmal *merke, irgendwas stimmt da nicht*" (T#177/178). Die Pflegefachperson kann zwar nicht sagen, ob es dem Patienten gut geht (T#25/26), merkt es aber „Also, wenn *ich merke, dass es ihm* oder ihr *nicht gut geht.* (T#304/305).

Dabei ist Klärung bedeutsam:

> „weil, man konnte *nicht das klären, was da* irgendwie *im Raum steht.*" (T#308/309)

> „Dann ist das natürlich auch *schnell wieder geklärt*" (T#306)

Lebensbedrohliche Zustände können plötzlich und unerwartet auftreten, die Pflegefachperson lässt sich von ihrem Gespür leiten, um diese zu identifizieren. Hier zeigen sich zwischenleibliche Geschehnisse als präreflexive Ereignisse. Im Vergleich zum metaphorischen Konzept **Dazwischen ist Kontrolle durch Sehen** finden sich auch Aspekte der Kontrolle, jedoch weniger auf der Ebene des Sehens, als mehr auf der Ebene des Spürens.

V.2. Ergebnisse der Analyse des Interviews SONNENBLUME

Die Pflegefachperson aus dem Interview SONNENBLUME hat 20 Jahre Berufserfahrung und arbeitet auf einer internistischen Station, auf der überwiegend Patient:innen mit onkologischen Erkrankungen behandelt werden. Liegedauer und der Ablauf der Behandlung unterscheiden sich von solchen auf einer chirurgischen Station. Es ist weniger der Behandlungsplan im Vordergrund des Handelns. Ihr Fokus liegt deutlich stärker auf dem pflegerischen Handeln im Sinne der Grundpflege. Das Interview fand in den privaten Räumen der Teilnehmerin statt und war stärker als andere Interviews von Ruhe und Entspannung geprägt.

In der Analyse des Interviews SONNENBLUME konnten acht metaphorische Konzepte gebildet werden.

1. Dazwischen ist Elektrizität
2. Dazwischen ist ein sicherer, warmer Raum
3. Dazwischen ist ein Eingang
4. Dazwischen ist ein Weg
5. Dazwischen ist Geben
6. Dazwischen ist eine Barriere
7. Patient:in ist ein Behälter

In dem metaphorischen Konzept **Dazwischen ist Elektrizität** zeigen sich Redewendungen und Metaphern, die nicht sichtbares Fließendes und Strömendes beschreiben. Die Teilnehmerin beschreibt einen *„Strom, der zwischen zwei Menschen ist.“* (S#86/87), der *„einhergeht, wenn ich mit demjenigen über Blick kommunizieren kann“* (S#147/148), eben sei *„der [der Strom/M.A.] auch spürbar*, wenn ich eine Hand beim Waschen auflege“ (S#107/108). Sie benutzt auch Metaphern wie „Kräfte“ (S#117/118), „Energie“ (S#500), „Flow“ (S#477), „Fließendes“ (S#481) oder „zwischenmenschlich so was Fließendes“ (S#499/500). Das metaphorische Konzept der Elektrizität wird gestärkt durch Metaphern der Übertragung. Darin zeigt sich die starke Verbindung zwischen Patient:in und Pflegefachperson. Im Kontext des Interviews benutzt die Teilnehmerin die Metapher im Zusammenhang mit Anspannung oder Entspannung, die sich überträgt. Im Interview ging es gerade um Anspannung und die Veränderung, auf die Frage, was denn sei, wenn es sich nicht verändere, als die Teilnehmerin antwortet: „Dann überträgt sich das leicht auf mich.“ (S#276). Die Übertragung kann auch im positiven Sinne sein: „Einen Schwung an guter Laune? Der sich dann überträgt.“ (S#346/347). Übertragung als Wort wird auch im TV-Bereich genutzt. Die Übertragung eines Fußballspiels lässt mehr Menschen daran teilhaben als nur jene im Stadion. So könnte man Übertragung auch als eine Art Teilhabe verstehen. Pflegefachperson und Patient:in haben dann aneinander teil.

Hier wird die Elektrizität das Dazwischen als Fließendes, Strömendes in der Art beschrieben, dass ein angenehmes, dynamisches Bild entsteht und somit hebt dieses metaphorische Konzept auch das Harmonische des Dazwischen hervor. Verborgen bleibt der Elektroschock, das Schwere, auch Schwerfällige, das Zurückgehaltene oder Gewalttätige, Stockende oder der Konflikt. Ebenso bleibt verborgen als Schattenseite des metaphorischen Konzepts (vgl. Schmitt 2017) das Unverbundene, möglicherweise isolierte, bei dem es keine Verbindung gibt und dann auch keine Übertragung stattfindet.

Das metaphorische Konzept **Dazwischen ist ein sicherer warmer Raum** zeigt eine Haltung und eine Orientierung im Handeln, die geprägt ist von Fürsorge und Kümmern. Die Patient:in soll sich „aufgehoben fühlen" (S#380/381; S#23; S#129/130) und sich fallen lassen können (vgl. S#364; S#46). Es geht darum, dass Patienten so „sein können, wie sie sich gerade fühlen" (S#130), das Gefühl bekommen: „Du wirst so genommen, wie du bist" (S#381/382; vgl. auch S#130/131) und loslassen können, weil sie Zuwendung bekommen (S#325/326). Dabei findet die Interviewteilnehmerin: „Wärme ist ja auch Geborgenheit" (S#467). Das verstärkt sich, wenn Patienten „leicht kindlich wirken" (S#402) und dann „eine Art mütterlichen Zuspruch in dem Moment" (S#403/404) bräuchten.

Eine gute Stimmung, die herrscht (vgl. S#348/349), dass etwas „mit ziemlich viel Ruhe" gemacht wird (S# 42) und in schwierigen Situationen die Pflegefachperson „ein bisschen Druck rausnehmen kann" (S#298/299) verstärkt den behütenden Charakter des Bildes. Die Patientin wird durch ein Anklopfen „schon mal vorgewarnt" (S#9/10) und weil „das Verhältnis zum Schluss noch mal ein innigeres, als wie man am Anfang anfängt." (S#71/72) ist, „kriegt man ja ganz schnell mit, wie so jemand angefasst werden will." (S#58/59).

Es wird also das Bild von einem harmonischen, fürsorglichen und aufmerksamen Versorgen der Patient:in hervorgehoben. Die Pflegefachperson ist bestrebt, einen Raum zu schaffen, in dem sich die Patient:in aufgehoben, sicher und richtig fühlen kann. Verborgen bleibt die andere Seite, in der Kälte, Aggression, Zwang, Machtausübung und Gewalt in der Versorgung vorherrschen können.

Dazwischen ist ein Eingang zeigt, das gute Versorgung eben auch einen Zugang (S#109;S#388) zum anderen Menschen braucht. Diese Offenheit wird in dem Interview von der Teilnehmerin sehr positiv dargestellt. Eine Patient:in „empfängt einen irgendwie mit offenen Armen" (S#343/344).

Die Pflegefachperson hat sich „so willkommen gefühlt (S#340) und spricht davon, dass eine Patientin eine „ganz offene Art“ (S#339) gehabt habe. „Und das Zauber/ die Eintrittskarte ist eigentlich auch ein Lächeln.“ (S#13). Der Eingang hat aber auch eine Tür (S#358; S#370/371) oder ein Tor (S#447/448), das sich in unterschiedlicher Weise mal „ganz weit öffnet.“ (S#358) oder auch „minimalst öffnet“ (S#447/448). Die Tür oder das Tor kann sich „ein Stück weit“ [S#370/371] oder „irgendwie zum Teil.“ (S#186/187) öffnen und „immerhin nachher zur Hälfte offen.“ (S#359) sein.

Manchmal ist auch Hilfe notwendig: „damit du dich selbst öffnen kannst.“ (S#356/357). „Und da merkt man dann auch, ohja, jetzt hat man diese Tür geöffnet.“(S#370/371).

Die Offenheit ist dann auch spürbar, weil „man *keine Abwehrhaltung* merkt, wenn man denjenigen berührt.“ (S#29/30) oder „manchmal lässt der Patient dann auch Pflegehandlungen zu, die *er zuvor abgewehrt hat*“ (S#364/365). Und schließlich braucht es auch einen aktiven Part: „Also ich muss es zulassen können“ (S#413/414).

In dem Bild des Eingangs als Tür, Tor und Zugang zeigt sich eine Anerkennung der persönlichen Grenze der Patient:in. Hervorgehoben wird in diesem Konzept das Erreichen des inneren Bereichs des Menschen, mit dem eine pflegerische Versorgung angenehmer erscheint. Verborgen bleibt das Übergriffige einer Grenzüberschreitung, wenn jemand vielleicht einen Zugang nicht zulässt oder die Pflegefachperson die Grenze der Patient:in nicht respektiert.

Ein weiteres metaphorisches Konzept in dem Interview zeigt sich als **Dazwischen ist ein Weg.** Auf diesem Weg kommt jemand entgegen (S#462; S#367/368) oder etwas an (S#436/437). Wenn die Pflegefachperson etwas nachkommt (S#92), ist das hilfreich. Der Kontakt zu Sterbenden kann schwierig werden, weil der „vielleicht auch schon zu weit weg.“ (S#162/163) ist. Der Weg ist, von der Pflegefachperson aus, ein beständiger Versuch auf die Patient:in zu. Die Dynamik zeigt sich deutlich in der metaphorischen Narration:

> „Geduld aufbringen auch. Sich abwartend zeigen, noch mal nachhaken, wenn abgelehnt wird, aber auf nette Art und Weise, nicht penet-

rant sein, sondern dann wieder zurückrudern und zu einem anderen Zeitpunkt einen neuen Versuch starten." (S#376–378)

Hervorgehoben wird hier die lineare Bewegung zwischen Patient:in und Pflegefachperson. Verborgen bleiben unkontrollierte, chaotische, vielleicht tänzerische und überraschende Bewegungen aufeinander zu.

Zum Wegschema zugehörig ist das metaphorische Konzept **Dazwischen ist Geben und Nehmen,** allerdings geht es dabei um eine Art Austausch. Deshalb eine Art, weil es nicht um einen Tausch im Sinne von „der eine kriegt was dafür, dass er dem Anderen etwas gegeben hat" geht. Es ist vielmehr mal Geben und mal Nehmen. Dabei kann Nehmen von woanders her auch im Sinne von Geben gemeint sein, wenn die Pflegefachperson „sich die Zeit nimmt" (S#41/42) oder „eine andere Aura mit ins Zimmer nimmt" (S#342/343). Geben kann auch im Sinne einer Notwendigkeit sein, weil die Pflegefachperson das Gefühl hat: „Dir muss ich etwas geben." (S#355/356) oder „Dir muss ich ein bisschen Geborgenheit geben" (S#356). Neben der Pflicht etwas geben zu müssen, gibt es auch Formen und Weisen des Gebens, die positiv besetzt sind: „Ich gebe gerne Zuwendung durch diese fließenden Bewegungen." (S#464/465). Positive Begegnungen können einen Charakter des Austauschs haben: „Das war ja so ein Gefühl, das war ja so ein Geben und Nehmen" (S#497).

Als Sonderform des Gebens erscheint hier das Schenken: „damit schenkt man, glaube ich, auch so ein Stück weit, ja was ist denn das (...) Akzeptanz desjenigen" (S#379/380). Auch Gefühle werden gegeben: „gebe ich ihnen auch das Gefühl, dass ist jetzt ok," (S#414) oder mitgenommen: „ja und hab auch für mich so mitgenommen, es ist ok, dass ich gerade jetzt ins Zimmer komme" (S#254/255). Eine weitere Form des Gebens ist das Mitbringen, hier als Schwung: „aber da habe ich bestimmt noch mal einen Schwung mit ins Zimmer gebracht." (S#345/346).

Hervorgehoben wird durch das Konzept die aktive Seite vom Hin- und Her. Es kommt nicht etwas von mir oder von dem Anderen, sondern ich gebe oder nehme gezielt etwas. Verborgen bleibt das Vorenthalten und Verweigern, was auch eine Seite der Macht ist, die in pflegerischen

Zusammenhängen vorkommen könnte und z. B. oder m. E. von struktureller Gewalt und Macht provoziert werden kann.

Während in den vorrangegangenen Konzepten Bewegung, Aktion und Fluss bedeutsam waren, zeigt das Konzept **Dazwischen ist eine Barriere** Hindernisse im Dazwischen auf. In dem ersten Konzept **Dazwischen ist Elektrizität** wurde das ungehindert Fließende hervorgehoben, dabei findet sich „das Gefühl, dass keine BarrIEREN da sind" (S#496) und da „sind keine Barrieren dann irgendwie" (S#481). Aber es gibt auch andere Situationen: „Es gibt durchaus auch die Möglichkeit, das ich denke, oh, das ist eine schwere Nuss, das wird jetzt ein bisschen schwierig, den irgendwie zu behandeln" (S#89–91), da ist dann „eine gefühlte Barriere." (S#114). Aber auch Abwehrhaltungen können das „zwischenmenschlich (…) Fließende" (S#499/500) unterbrechen oder stören, das „ist wie so eine Abwehrhaltung" (S#99).

Hervorgehoben wird mit diesem metaphorischen Konzept die Unterbrechung des Fließenden und des Zugangs aus den vorangegangenen metaphorischen Konzepten durch ein Hindernis. Verborgen bleibt dabei das Auflösen der Verbindung im Sinne von plötzlich nicht mehr da sein. Hervorgehoben wird hier auch das lineare im Zwischenbereich. Eine Barriere ist da, wo ich nicht rechts oder links einfach vorbei gehen kann. Es zeigt sich hier das Bild eines Zwischenbereichs, der ähnlich wie der Weg nur zwei Richtungen erlaubt (vor oder zurück). Verborgen bleiben dschungelartig Verschlungenes oder Diffuses, das ein Durchschlüpfen ermöglichen könnte oder widerstrebende Kräfte.

Als letztes metaphorisches Konzept des Interviews SONNENBLUME findet sich **Patient:in als Behälter.**

Es gibt eine „verbale Äußerung" (S#299) und Patienten „müssen dieses [Gefühl/M.A.] zum Ausdruck bringen" (S#421–423). Man sieht etwas „dann auch durch ein Lächeln und *diese Äußerung*" (S#134) und Menschen sind „anfangs eher verschlossen" (S#180/181). Menschen, die sich *in sich zurückziehen* (S#247/248), weil es Ihnen schlecht geht und „Das *äußern* die natürlich nicht." (S#23/24). Es kann auch ein Warnsignal sein, „wenn er sich noch *nicht mal mehr äußert*" (S#229). Um ein besseres Verständnis zu erlangen, versucht die Pflegefachperson sich in die Patient:in „da *reinzuversetzen*" (S#48/49) oder sich „anders *auf den Menschen einlassen.*" (S#271/272).

Die Patient:in erscheint hier als Behälter, dessen Inhalt nach Außen gebracht wird, als geschlossenes System, dass es jedoch erlaubt, dass man sich hinein(ver)setzt.

Verborgen bleibt die andere Seite, die Patient:in als ausuferndes, offenes System ohne Grenzen.

Das metaphorische Konzept **Patient:in als Behälter** ist nicht direkt eine Metapher für das *Dazwischen*, hat jedoch in seiner metaphorischen Wirkung einen Einfluss auf das zwischenleibliche Erleben und Empfinden der Pflegefachperson und kann als Ergänzung des metaphorischen Konzepts **Dazwischen ist ein Eingang** verstanden werden. Denn nur, wenn etwas geschlossen ist, braucht man einen Eingang.

V.3. Ergebnisse der Analyse des Interviews ROSE

Die Pflegefachperson aus dem Interview ROSE arbeitet in einem allgemeinen Krankenhaus, nicht fest auf einer Station, sondern wird als Springerin dort eingesetzt, wo ein Mangel an Pflegepersonal ist. Sie arbeitet vorwiegend als Nachtwache, sie ist 28 Jahre alt und hat ihr Examen als Gesundheits- und Krankenpflegerin 2015 abgelegt.

Es konnten auch hier sieben metaphorische Konzepte gebildet werden:

1. Dazwischen ist Distanz
2. Dazwischen sind Situationen
3. Sehen ist Kontrolle und kann Ordnung überprüfen
4. Patient ist Besitz
5. Dazwischen ist Da-Sein
6. Dazwischen ist teilhaben an der Lebenswelt der Patient:in
7. Dazwischen ist Übertragung

Geprägt ist das Interview zunächst durch Metaphoriken der Distanz, die allerdings von anderen metaphorischen Konzepten gebrochen werden.

Das metaphorische Konzept **Dazwischen ist Distanz** zeigt sich durch Redewendungen wie „aber bei den meisten ist es tatsächlich *einfach ein Job*: denn man geht halt rein, guckt, was brauchen sie“ (R#18/19). Schon gleich zu Beginn des Interviews wird die Distanz klar gesetzt mit „gar nicht wirklich, dass ich da irgendwie *großartig hinter denke*“ (R#11/12).

Gestützt wird das metaphorische Konzept auch in der Sprache mit der häufigen Benutzung es Wortes „man“, welches die Pflegefachperson benutzt. Es tauchte 119-Mal auf. Im Vergleich dazu konnte es im Interview NELKE nur 79-Mal gefunden werden. Dieses metaphorische Konzept ist, anders als die anderen, trotz einer wenig starken explizit sprachlichen Sättigung (es finden sich nur drei metaphorische Redewendungen im Interview) als Konzept gebildet worden, weil es als Bild stark im gesamten Interview, auch durch die häufige Verwendung des Wortes „man“, erlebbar ist.

Hervorgehoben wird durch das metaphorische Konzept die bewusst gesetzte Distanz, verborgen bleiben Nähe und sich Berühren lassen.

Unterstützt wird das Bild der Distanz durch das metaphorische Konzept **Dazwischen sind Situationen.** Situationen sind „cool“ (R#160) oder „doof“ (R#17), man kennt sie nicht (R#130; R#115/116) fokussiert sich darauf (R#239/240). Situationen sind wie Gefäße, in denen man drin ist (R#93; R#106; R#131/132; R#199).

Hervorgehoben wird hier durch die Verdinglichung der Aspekt der Kontrolle, verborgen bleibt der Aspekt der Nicht-Kontrolle, Situationen nicht bewältigen zu können.

Der Aspekt der Kontrolle taucht auch mit dem metaphorischen Konzept **Sehen ist Kontrolle und kann Ordnung überprüfen** auf. Hier zeigt es sich wie auch in anderen Interviews durch metaphorische Redewendungen wie:

- „*hab ihn angeguckt und dachte (..)* irgendwas gefällt mir nicht,“ R#214/215
- „und hat immer *wieder so in die Richtung (.)des Zimmers geguckt*“ R#275/276
- „sag ich mal banalen Sachen da, *wo man jetzt nicht gucken muss,*“ R#32/33

- „wenn ich dann reingehe ins Zimmer und *mir die ganzen Patienten direkt*“ *angucke*, ne! R#438/439

Ein anderer Aspekt der Kontrolle ist das **Überprüfen der Ordnung**, das hinter dem Aspekt des Sehens als Kontrolle steht:

- „wenn der Urin diese Nacht über *in Ordnung* ist,“ R#255
- „weil es den Tag über auch schon *in Ordnung* war“ R#254/255
- „was ist denn los? Ist irgendwas *nicht in Ordnung*?“ R#395
- „irgendwie stand ich da, hab ihn angeguckt und dachte (...) *irgendwas gefällt mir nicht*, also das ist wirklich so ein Bauchgefühl.“ R#214/215

Mit dem metaphorischen Konzept wird der Aspekt der Kontrolle hervorgehoben, dabei steht das Sehen als Kontrollorgan im Vordergrund. Verborgen bleiben mit diesem metaphorischen Konzept einerseits das Unkontrollierbare und andererseits die Kontrolle durch das Fühlen, Riechen oder mit dem Schaffen von Fakten zum Beispiel durch das Messen des Blutdrucks, der Temperatur.

Das Bild der Distanz wird durch das metaphorische Konzept **Patient:in ist Besitz** bestätigt und gebrochen gleichzeitig. Die Pflegefachperson spricht von „ich *hatte eine Patientin*, die komplett durchmetastasiert war“ (R#353) oder *„meinen ersten schlimmen Tod*“ (R#45/46). Die Verdinglichung der Patient:in zeigt einerseits Distanz. Der lebende echte Mensch wird zu etwas, was man besitzen kann, und spiegelt damit auch den Aspekt der Kontrolle wider. Andererseits drückt aber auch das Wort „mein“ eine starke Nähe aus. Benutzen wir zum Beispiel das Wort im Zusammenhang mit Freunden, so zeigt der Ausdruck *mein Freund* eine deutlichere Nähe als der Ausdruck *ein Freund.* Vouzavali et al. heben hervor, dass der Ausdruck des Besitztums auch die zentrale Bedeutung der Patient:in für die Lebenswelt der Pflegefachperson verdeutlicht (vgl. Vouzavali et al. 2011).

Das metaphorische Konzept **Dazwischen ist Da-Sein** ist gebildet aus metaphorischen Redewendungen wie *„das Gefühl,* wenn man jetzt rausgeht, dann *lässt man ihn halt auch damit alleine.*“ (R#92/93) oder „Also ich glaub, es war einfach *nur das da sein*" (R#90) oder „*eine Anspannung, dass ich eigentlich bei ihm bleiben wollte*" (R#227/228). Unterstützt wird das Konzept durch eine Reihe metaphorischer Narrationen wie z. Bsp.:

> „Also ich glaub, es war einfach nur das da sein. Dass man ihn halt nicht alleine lassen wollte, es war auch in der Nacht und naja, er lag dann halt da, und man hatte halt das Gefühl, wenn man jetzt rausgeht, dann lässt man ihn halt auch damit alleine. Und ja ich persönlich würde glaub ich in so einer Situation so nicht alleine sein wollen und deswegen wollte ich ihm das jetzt auch sozusagen nicht zumuten, dass er dann da alleine so aber für mich weiß ich gar nicht also" (R#90–95).

Hier handelt die Pflegefachperson nach dem Kant'schen Imperativ und nimmt die eigenen Wünsche als Handlungsleitlinie. Hervorgehoben wird durch das metaphorische Konzept der Aspekt der Begleitung, des Daseins wie er auch in anderen Interviews (z. Bsp. im Interview TULPE) auftritt. Verborgen bleibt der Aspekt des Allein-lassens oder Mit-anderen-Dingen-beschäftigt-seins.

Die zuvor gesetzte Distanz zu Beginn des Interviews scheint sich mit jedem metaphorischen Konzept, das gebildet wurde, ein Stück weit aufzulösen. **Dazwischen ist teilhaben an der Lebenswelt der Patient:in** zeichnet ein ganz anderes, der Distanz fast entgegengesetztes Bild voller Freude und Begegnung. Zunächst in einigen metaphorischen Redewendungen wie:

> „ist es glaub ich einfach *ein menschliches Verlangen* sage ich mal, *was gestillt wird,* wenn dir dann jemand zuhört." (R#346–348)

> „einmal *diesen menschlichen Kontakt* halt auch zu haben" (R#331/332)

Der menschliche Kontakt wird hier zunächst wie ein Grundbedürfnis dargestellt. „*dieses Menschliche,* was (...) *wirklich gut tun kann*" (R#336–338) und „*dieses menschliche Verlangen, sich mitzuteilen*" (R#351). Die Teilhabe an der Lebenswelt der Patient:in wird noch deutlicher in den metaphorischen Narrationen:

> „Wenn sich jemand zu dir setzt und sagt, so(.) und selbst, wenn man dann wirklich nur über/ darüber redet, was man im Fernsehen gesehen hat, oder was es zu essen gab oder sowas (.) Also, ich glaub, dass es einfach dieses menschliche Verlangen, sich mitzuteilen." (R#348–351)

In anderen metaphorischen Narrationen zeichnet sich ein Bild des freudigen Miteinanders ab (R#154–162; R#317–327), in der die Pflegefachperson nicht nur die reale Lebenswelt der Patient:innen teilt, sondern auch in die Welt der Patient:innen einsteigt und deren Sorgen und Nöte, auch wenn sie nicht real erscheinen, teilt (R#317–327; R#353–366). Es ist jedoch kein gemeinsames Erleben, sondern vielmehr ein Teilhaben an der Welt der Patient:in – mehr ein Zuschauen, als ein Mit-Leben.

Die Brüche in der vermeintlichen Distanz zeigen sich durch das metaphorische Konzept **Das Dazwischen ist Übertragung.** Das Dazwischen zeigt sich in der Pflegefachperson als Empfindungen wie „man war die ganze Zeit so *ein bisschen hibbelig*, weil man halt ihm natürlich gerne den Beutel angeschlossen hätte", (R#271/272) oder man empfindet Erleichterung (R#98–100) oder eine Anspannung (R#220/221) bis hin zu „also, dass *der Körper sich einmal irgendwie verkrampft* und du aber total fokussiert dann auf die Situation wirst." (R#238–240). Angst und das Gefühl der Gefahr *„das überträgt sich natürlich."* (R#384) und Ereignisse und Schicksale können tief in das Leben der Pflegefachperson eingreifen. Die Übertragung ist so stark, dass „ein paar Leute *nimmt man natürlich mit nach Hause.*" (R#12/13) und auch „meinen ersten schlimmen (Tonfall zurückgenommen) Tod *relativ lange mit nach Hause genommen*" (R#45/46).

Hervorgehoben wird mit diesem metaphorischen Konzept die gemeinsam geteilte Lebenswelt als Ort des menschlichen Kontakts. Verborgen bleibt der Aspekt der Isolation, des Getrenntseins und des Fremden in der Begegnung.

V.4. Ergebnisse der Analyse des Interviews LILIE

Die Pflegefachperson aus dem Interview LILIE ist 27 Jahre alt und hat im Januar 2017 ihr Examen gemacht. Sie arbeitet auf einer herzchirurgischen Station. Besonders überraschend war hier die Analyse, da die Interviewerin direkt nach dem Interview und auch noch im Analyseprozess vermutete, dass das Interview für metaphorische Konzepte wenig ergiebig sei. Es zeigte sich jedoch ganz anders. Es konnten aus den identifizierten Metaphern und metaphorischen Redewendungen neun metaphorische Konzepte gebildet werden:

1. Patient:in ist ein Gefäß
2. Dazwischen ist eine Spur
3. Dazwischen ist Geben und Nehmen
4. Dazwischen ist Gespür
5. Dazwischen ist ein intensives Verhältnis
6. Für das Dazwischen ist Zeit haben bedeutsam
7. Dazwischen ist das Aufspüren von Nicht-in-Ordnung-seiendem
8. Dazwischen ist Tod vermeiden
9. Dazwischen sind Situationen

Dabei ergeben sich Zusammenhänge und Verbindungen zwischen den Konzepten. Wie auch in anderen Interviews konnte das metaphorische Konzept **Patient:in ist ein Gefäß** aus den identifizierten metaphorischen Redewendungen und Metaphern gebildet werden. Es zeigt sich an Redewendungen wie:

- sind sie ja so wütend, manchmal, dass sie das gar nicht/ *das gar nicht so rauskommt,* was jetzt los ist (L#45/46)
- und das *hat sich darin geäußert,* dass er super aggressiv war (L#172/171)
- und *damit nicht rausrücken will* (L#275)

Das Gefäß als abgegrenztes Objekt lässt nicht immer zu, alle Informationen ablesen zu können. Dies zeigt sich darin, dass es manchmal auch Aufwand braucht, um zu wissen, was los ist:

- Und wenn man das *rauskristallisiert* bekommt, (L#89/90)

Oder auch ein Ernst-Nehmen und Zulassen der Aussagen bzw. Empfindungen der Patient:innen, wie es sich in dem narrativen Zitat zeigt:

> „wenn das so ist, dann haben sie jetzt noch Schmerzen, dann glaub ich ihnen, dann gebe ich ihnen noch mehr Schmerzmittel" (L#483–485)

Das Gefäß ist einerseits ein Behältnis mit Grenzen, aber es scheint doch Möglichkeiten des Eintritts zu bieten. Denn es ist möglich „so ein bisschen auf die Gefühle *einzugehen*" (L#478), und grundsätzlich auch die eigenen Gefühle einzubringen (vgl. L#479).

Hervorgehoben wird mit diesem metaphorischen Konzept die Patient:in als abgegrenzte Einheit, verborgen bleiben Aspekte des Verbindens und der Synchronizität zu der Pflegefachperson.

Das metaphorische Konzept **Dazwischen ist eine Spur** ist geprägt von einer metaphorischen Redewendung der Interviewteilnehmerin „am Anfang ist es eher würde ich sagen mit allen Patienten auf der gleichen Spur, auf der gleichen Linie" (L#442/443). Auf der „erst mal alles läuft, (…)" (L#445). Diese Spur oder Linie ist eine Gerade. Eine Spur ist zu beiden Seiten rechts und links begrenzt. Also die Ergänzung, dass es eine Linie sei, lässt den Blick wegführen von einer irgendwie gearteten Spur, wie einer Fußspur. Hier handelt es sich um etwas Geradliniges. Möglicherweise vielmehr im Sinne einer Fahrspur. Auf dieser Linie oder Spur findet ein „Aufeinander treffen auf die Patienten" (L#6/7) und ein aufeinander Zugehen (vgl. L#22/23; L#19/20) statt. Patienten können auf die Pflegefachperson zukommen (vgl. L#246) und man kann „in Kommunikation treten" (L#263). Auch versucht die Pflegefachperson positiv heranzugehen (L#78/79). Eine Art Voreinstellung hat Einfluss auf das „Aufeinandertreffen" (L#6/7):

„aber erstmal sind die Patienten irgendwie erstmal negativ eingestimmt" (L#96/97)

„weil der so (...) negativ eingestellt ist" (L#195)

„ich bin eher ein Mensch, die eher positiv gestimmt ist, (L#71/72)

Hervorgehoben wird in diesem metaphorischen Konzept, den Weg, die Spur oder Linie zum Patienten zu finden. Verborgen bleiben Aspekte, die man beschreiben könnte als ein im gemeinsamen Meer schwimmen. Also Aspekte des eher grenzenlosen, weiten, als Gegensatz zum geradlinigen Begrenzten. Das Bild der Linie zeigt auch eine Pflegefachperson hier, Patient:in dort, als eine Art Gegenüberstehen, was auch durch die Metapher „in Kommunikation treten" (L#263) oder „Aufeinandertreffen" (L#6/7) unterstrichen wird. Auch mit der Metapher des Einstellens, die ja eher aus dem technischen Bereich, also im Sinne eines Programms einstellen oder eine Frequenz beim Radio einstellen, kommt, wird das Getrennte, das durch eine Linie verbunden ist, unterstrichen.

Eine Art Sonderform der Spur, weil auch geprägt durch Wegmetaphern, ist das metaphorische Konzept **Dazwischen ist Geben und Nehmen.** Geben und Nehmen erzeugt ebenso ein lineares Bild. Hier allerdings nicht im Sinne eines Austausches, sondern vorwiegend aus der Perspektive der Pflegefachperson als Gebende. Die Pflegefachperson gibt Unterstützung (L#84/85), Sicherheit (L#112/113; L#243/244; L#244) und Halt (L#242; L#487) und sie bereitet Freude (L#377: L#399/400) und Erfolgserlebnisse (L#399/400), hier ist Bereiten auch als eine Art des Gebens verstanden. Ebenso ist auch Kriegen als Form des Bekommens, des Nehmens verstanden: „und dadurch *kriegt er ja auch mehr Sicherheit*" (L#500).

Eine andere Form des Gebens ist das „Nehmen" von woanders her, indem *„ich mir* dafür *Zeit nehme*" (L#375/376), *„gerne mehr Zeit nehmen würde*" (L#515–517), *„ich hätte mir gerne mehr Zeit für die genommen, (...)*" (L#372/373) oder auch „(...) ihnen *das Leid zu nehmen*," (L#152).

Im Geben und Nehmen zeigt sich die Bereitschaft der Hinwendung und der Unterstützung. Die Pflegefachperson gibt, ohne auf eine Gegengabe zu hoffen, es ist keine Erwartung darin, etwas zurückzubekommen.

Es hebt auch ein Machtgefälle hervor: die Pflegefachperson ist die, die Sicherheit, Halt und Unterstützung gibt. Die Patient:in ist nicht die Unterstützende im gleichen Sinne. Verborgen wird hier auch die dunkle Seite dieses Machtgefälles, die Macht auszunutzen und möglicherweise auch die Unterstützung zu verweigern.

Das metaphorische Konzept **Dazwischen ist Gespür** zeigt ein Bild des Gespürs, Gefühls oder Blicks in der Metaphorik der Verdinglichung. Das Gefühl hat man (L#282/283; L#288–290; L#290/291; L#288; L#423), kriegt man (L#286;L#533/534) oder es ist schlecht oder gut (L#414/415; L#425/426). Das Gespür zeigt sich auch in dem Blick, der sich schärft, „dass man mehr auch *Dinge vielleicht gleichzeitig sieht* oder ja, vielleicht *auch spürt*" (L#532/533) oder als „(...) *mehr Blick* dafür für das Wichtige" (L#531/532) und als „mehr *diesen gesamten Blick* (L#532).

Hervorgehoben wird hier das Gefühl oder Gespür als ein Wissen ohne Fakten. Verborgen bleibt das Wissen, Handeln oder Reagieren auf ein Wissen nach Fakten. Ebenfalls bleibt verborgen ein falsches Gespür, Gefühl.

Durch die Äußerungen der Teilnehmerin konnte ebenso das metaphorische Konzept **Dazwischen ist ein intensives Verhältnis** gebildet werden. Auch prägt eine metaphorische Redewendung das Konzept: „das ist glaub ich *einfach intensiver* dieses Verhältnis" (L#345/346). Die Patient:in *„liegt mir sehr am Herzen,"* (L#121/122) und wenn ein Fehler passiert, kann man die Patient:in auch verlieren (L#427/428). Das Verhältnis zeichnet sich aus der Perspektive der Pflegefachperson dadurch aus, dass *„man* irgendwie *mehr warm miteinander*" (L#446–448) wird, „und *mich auch wohlfühle in der Gegenwart und gerne in das Zimmer gehe*" L#466/467*), „auch fühlt es* sich *geborgen an*" (L#468). Verstehen (L#120), sich extra viel Zeit lassen (L#495) und ein empathischeres Herangehen (L#473/474) prägen das Bild des intensiven Verhältnisses. Diese Intensität ist aber an der Stelle nicht einseitig. So fühlt sich die Pflegefachperson verstanden und erlebt Freude und Strahlen des Patienten als Kompliment (L#366/367).

Die folgende metaphorische Narration unterstreicht dies noch mal deutlicher:

> „und der Patient sieht einen, der strahlt auch, der freut sich, dich wieder zu sehen, erinnert sich vielleicht auch an deinen Namen nicht nur an dein Gesicht und ja das gibt ein gutes Gefühl" (L#362–364)

Schließlich zeigt sich die Intensität des Verhältnisses auch, weil „der Patient dann halt *auch immer wichtiger für einen*" (L#449/45) wird. Auch dies verdichtet sich in der metaphorischen Narration:

> „wenn ich jetzt beispielweise so ein Patient auf Station habe und vielleicht ein paar Tage frei hatte oder Urlaub hatte und weiß aber, der Patient liegt noch ein paar Wochen bei uns, und dann halt auf die Station komme und dann guck ich erstmal nach seinem Namen, ob der überhaupt noch bei uns liegt so und wenn es halt nicht so ist, dann hat man (.) oder habe ich gleich ein schlechtes Gefühl (..) ist er verstorben?, ist er verlegt worden?, ist er nach Hause gegangen?, was ist mit dem passiert, so. Und dann hak ich auch immer ganz genau nach, um das auch zu wissen, wie, das gibt mir selber auch eine Sicherheit, zu wissen, was ist mit dem Patienten passiert und nicht einfach: ok, er ist weg, ist egal," (L#450–459)

In Anlehnung der Metaphorik wie sie Lakoff und Johnson in ihrem Spätwerk als *Happy is up* (vgl. Lakoff und Johnson 1999) festgelegt haben, zeigt sich hier die Metaphorik des *Kranksein ist unten.* Die Pflegefachperson begibt sich sozusagen in die Niederungen des Krankseins in *„auf deren Gefühlssituation niederzulassen"* (L#485/486) und auch in *„auch auf ihr Tempo runterlässt"* (L#105).

Vertrauen und Wohlbefinden sind für die Pflegefachperson in dem intensiven Verhältnis eine Absicherung, „dass ich *die Arbeit, die ich mache, gut mache* (L#368/369).

Hervorgehoben wird hier die dichte des Verhältnisses, die Intensität, auch die Nähe. Demgegenüber bleibt verborgen Distanz, Oberflächlichkeit und entwertender Umgang.

Für das Dazwischen ist Zeit haben bedeutsam ist ein metaphorisches Konzept, das erst spät in der Analyse des Interviews LILIE als starkes Konzept erkannt wurde. Zunächst wurde es als eine Art Unterkonzept des vorhergehenden Konzepts **Dazwischen ist ein intensives Verhältnis** vermutet, weil Aspekte des intensiven Verhältnisses auch in Bezug auf Zeithaben oder Zeitmangel auftauchten. Kleine Freuden können nur bereitet werden, wenn Zeit dafür da ist (L#377/378; L#378/379), weil keine Zeit haben auch heißt, dass man „*Prioritäten setzen muss*" (L#393/394) und „wenn ich *nicht so viel Zeit habe für die Patienten* mit denen auch zu reden, sondern tatsächlich nur das mache, was ich machen muss" (L#376/377). Bessere Tag sind solche „und wo man mal mehr Zeit hat" (L#513) und „schlechtere, wo man weniger Zeit dafür hat" (L#513/514). Wenn sie einen superstressigen Tag habe, schaffe sie nur die Basics (vgl. L#383/384). 10–15 Tage Aufenthalt „ist ein relativ schneller Durchlauf" (L#341), so dass „man gar nicht so viel Empathie mit den Patienten vielleicht entwickelt" (L#341/342). Die Bedeutsamkeit der Zeit zeigt sich darin, dass die Pflegefachperson sich gern mehr Zeit nehmen würde (L#372–374) und das Sachen bewertet werden damit, ob man sie geschafft hat oder nicht: „*die negativen Sachen am Tag*, die man vielleicht nicht geschafft hat" (L#398/399)

Hervorgehoben wird mit diesem metaphorischen Konzept der Zeitmangel als Hindernis für das Dazwischen, verborgen bleibt der Aspekt der Zeitlosigkeit von Begegnungen und Augenblicken. Präsent-sein, Dasein im Augenblick ist m. E. nicht in erster Linie eine Frage der Zeit.

Dazwischen ist das Aufspüren von Nicht-in-Ordnung-seiendem

Dieses metaphorische Konzept ist geprägt von dem Umgang mit dem, was außerhalb der Ordnung ist. Ordnung soll hier das Wohlbefinden der Patient:in und der korrekte Ablauf der Behandlung sein. Hier ist ein häufiges Auftreten metaphorischer Redewendungen, die in der ein oder anderen Art und Weise ausdrücken, dass etwas nicht stimmt (L#218 L#269/270 L#290/291 L#328/329). Etwas *stimmt nicht* als Wortbedeutung kommt als Klangmetapher verstanden aus der Musik. Der Ton, der nicht stimmt, ist nicht richtig. Wenn jemand etwas sagt, was nicht stimmt, dann entspricht es nicht den Tatsachen oder der Sachlage[10]. Übertragen des Sinnes auf die Aussagen der Pflegefachperson im Interview LILIE: Es gibt

10 (vgl. https://www.wortbedeutung.info/stimmt/)

ein Empfinden von dem, was nicht richtig ist in Bezug auf Gesundung und Wohlbefinden der Patient:innen.

Die metaphorische Redewendung *es läuft oder geht etwas schief* (vgl. L#47/48; L#77/78; L#123; L#217/218; L#198; L#404/405) hat ihren Ursprung als Wegmetapher im Schema des Weges. Der gerade Weg und die Fortbewegung auf dem Weg überhaupt, hier gesehen als die Norm, wird nicht eingehalten. Der gerade Weg wird schief. Daran anschließend ist auch die Redewendung „es ist ganz komisch, man kann es aber irgendwie nicht greifen, was es ist" (L#291/292). Hier ist komisch als verrückt zu sehen, nicht normal, also von der Norm abweichend, die hier den normalen Verlauf der Erkrankung meint. Deutlicher verweisen auf die Ordnung die Redewendungen „*alles in Ordnung ist*," (L#20) „auch *in Ordnung* so" (L#61/62), „das ist dann *in Ordnung*" (...)" (L#63). Das Aufspüren des Nicht-in-Ordnung-Seienden ist meist durch eine Empfindung von Unsicherheit (vgl. L#298; L#298/299; L#318/319), Nervosität (L#326/327; L#327/328) oder Aufgeregtheit (L#328/329) ausgelöst.

Diese Empfindung verdeutlicht die Interviewteilnehmerin mit einem Vergleich zu einer anderen Situation, die sie erlebt hat:

> „wenn man auch so eine Unsicherheit hat, wenn man in eine Gruppe von Menschen kommt, die sich alle untereinander kennen und man selber ist neu und kommt dann da rein und da hat ist hat da gibt's auch eine Nervosität vielleicht so eine Unsicherheit und das habe ich glaub ich bei den Patienten" (L#324–327)

Hervorgehoben wird in diesem metaphorischen Konzept die Kontrolle über die Nicht-Ordnung und der Erhalt von Sicherheiten, verborgen bleibt mit diesem metaphorischen Konzept das Übersehen und Ignorieren von Unordnung und Nicht-Sicherheiten und auch das Unordnungerzeugende.

Leben retten scheint eine sehr hohe Prämisse im Handeln der Pflegefachperson aus dem Interview LILIE zu sein, was durch das metaphorische Konzept **Dazwischen ist Tod vermeiden** verdeutlicht wird. Dies zeigt sich durch Redewendungen wie „Ich würde ihm gerne helfen, *würde ihn gerne retten*" (L#163/164)

Retten wird hier verstanden als „das Abwenden eines lebensbedrohlichen Zustandes durch lebensrettende Maßnahmen"[11]. Retten wird schwierig, wenn Patient:innen ihren *„Lebensmut verloren"* (L#166) haben und es ist belastend, wenn jemand diese Rettung ablehnt *„den hätte man so wieder fit gekriegt,"* (L#157/158). In diesem metaphorischen Konzept zeigt sich das medizinische Paradigma sehr deutlich, Leben retten zu wollen. Verborgen bleibt dadurch eher ein pflegerisches oder auch palliativmedizinisches Paradigma[12], in dem Tod grundsätzlich mehr Akzeptanz findet

Dazwischen sind Situationen, mit denen man umgeht und die man wie Dinge bei sich hat. Situationen werden erklärt (L#45) oder man hat dabei Angst (L#316/317). Es gibt viele (L#282), bestimmte (L#50/51) oder ein paar (L#284).

Durch die Verdinglichung wird der Aspekt der Kontrollierbarkeit und Abgrenzung von Situationen hervorgehoben, verborgen wird Unkontrollierbarkeit und das Nicht-Greifbare von Situationen.

V.5. Ergebnisse der Analyse des Interviews NELKE

Die Pflegefachperson aus dem Interview NELKE ist 45 Jahre alt und hat ihr Examen 1999 gemacht. Sie arbeitet auf einer allgemein chirurgischen Station. Aus dem Interview NELKE konnten aus einer großen Zahl identifizierter metaphorischer Redewendungen zehn metaphorische Konzepte gebildet werden.

1. Der Mensch als Raum
2. Dazwischen ist Aufspüren und Überprüfen von Ordnung
3. Sehen ist Kontrolle und Augen sind ein Kontrollorgan
4. Dazwischen sind Momente wie Gefäße und Dinge
5. Dazwischen ist Geben und Nehmen
6. Dazwischen ist Training

11 (vgl. https://www.wortbedeutung.info/retten)
12 S3-Leitlinie Palliativmedizin-Kurzversion

7. Dazwischen ist physikalische Größe
8. Dazwischen ist gemeinsam geteilte Lebenswelt
9. Dazwischen ist ein In-den-Raum-tasten
10. Dazwischen ist ein intimer Raum

Das metaphorische Konzept **Der Mensch als Raum** entfaltet sich durch eine Vielzahl metaphorischer Redewendungen, die mit Öffnen und Schließen zu tun haben. Die Pflegefachperson beschreibt die Notwendigkeit des Öffnens oder der Offenheit der Patient:in *„Die müssen schon sehr offen* sein" (N#148). So ist es auch an der Pflegefachperson zu überprüfen, „Ob da *eine gewisse Offenheit* grad da ist" (N#48) und Patient:innen, denen es schlecht geht, sind „total still, *in sich gekehrt, introvertiert, machen gar nichts*" (N#408). Als Raum können sie genauso auch gefüllt sein von Angst (N#244) oder die Pflegefachperson hat viel Kraft, Aufmerksamkeit und Zeit dahineingesteckt (N#337/338). Offenheit wird hier als eine Notwendigkeit in der pflegerischen Versorgung verstanden: und wenn Patient:innen sich zurückziehen, nicht offen sind oder möglicherweise eine „Mauer" (N#238/239) um sich herum aufbauen oder unter einer „Käseglocke" (N#241) sind, erscheint es eher als Schwierigkeit.

Das Bild des Raumes wird auch noch verstärkt, dass die Pflegefachperson sich versteht als jemand der „von außen" (N#166) kommt.

Hervorgehoben wird mit diesem metaphorischen Konzept einerseits, dass der Mensch, dass die Patient:in ein abgegrenztes Wesen ist, das zur Öffnung imstande ist und andererseits die Öffnung für das pflegerische Handeln unumgänglich ist (vgl. N#148). Verborgen bleibt bei diesem Konzept, dass Patient:innen sich dem Pflegepersonal gegenüber möglicherweise auch abgrenzen müssen. Dies könnte bei Launenhaftigkeit, Übergriffigkeit oder Gewalt der Fall sein.

Das metaphorische Konzept **Dazwischen ist Aufspüren und Überprüfen von Ordnung** verdeutlicht den Überwachungscharakter des pflegerischen Handelns auf mehreren Ebenen. Einerseits passend zum Arbeitsbereich der Interviewten, der allgemeinchirurgischen Station, da durch eine Operation die Ordnung des Körpers in vielfacher Weise gestört ist. Gewebe ist zerschnitten, Medikamente, zum Beispiel der Narkose, stören die normalen Körperfunktionen. In dieser Unordnung bleibt jedoch eine Art Ordnung. Es gibt Auffälligkeiten, die zur post-operativen Norm gehören und solche, die besser nicht da sein sollten. Übelkeit nach einer Narkose kann einerseits vorkommen und erschrickt keine erfahrende Pflegefachperson, Nachblutungen in einem gewissen Rahmen kann man tolerieren. Als Pflegefachperson weiß man dann „(...) womit *man zu rechnen* hat“ (N#401)

Doch über diesen Rahmen hinaus „Wenn doch irgendwas komisch weh tut, was da sonst eigentlich nicht weh tut.“ (N#479) oder „Entweder gefällt mir der Bauch nicht oder die Drainagenflüssigkeit“ (N#475/476). Aber auch jenseits von operationstechnischen Angelegenheiten ist die Pflegefachperson auch zuständig für andere Dinge, die nicht in der Ordnung sind und die einer Klärung bedürfen (N#191; N#181/182). Ordnung kann sich zeigen im Verhalten (N#478/479) oder an der Wunde (N#383/384) oder darin, dass jemand in „ihrem Format“ (N#507) wieder nach Hause geht. Aus der Ordnung heraus ist auch da, „wo die OP in die Hose ging.“ (N#333–335). Das Aufspüren dieses aus der Ordnung Herausgefallenen zeigt sich in Aussagen wie: „weil es sich für mich grad so komisch anfühlt.“ (N#84) oder „weil es sich für mich gerade so komisch anfühlt.“ (N#184).

Ordnung machen kann auch heißen: Gedanken sortieren, weil „dann ist da einer, der dir die ganzen Gedanken dann sortiert, immer so ein bisschen ordnet“ (N#167/168).

Deutlich hervorgehoben wird mit dem metaphorischen Konzept der Ordnungsaspekt im pflegerischen Handeln und das Reagieren auf Gegebenheiten, die aus der Ordnung geraten. Verborgen bleibt der Umgang mit Chaos und das Zulassen und Akzeptieren von aus der Ordnung geratenem, genauso wie das Bewusstsein für Momente, Situationen, die nicht zu ordnen sind.

Sehen ist Wissen und Augenkontakt ist Kontrollinstanz

An das vorherige metaphorische Konzept anschließend zeigt sich das Prinzip der Kontrolle, hier im speziellen das Sehen als Wissen und der Augenkontakt als Kontrollinstanz. Metaphorisch also im übertragenen Sinne ist Gucken gemeint als Wissen erlangen oder Informationen bekommen: *„ich guck schon,* ob die nervös sind, angespannt sind“ (N#29). Selbst das Fühlen wird geguckt „ich komm dann ja schon in deren Raum rein *und guck* *dann schon,* wie sich das anfühlt" (N#38/39). Informationen erlangt man auch über eher wenig Greifbares wie Kraft: „Dann guck ich das erstmal an, ob die Kraft ausreicht" (N#504). Auch Positives wie eine Entwicklung (N#355/356) oder einen Prozess (N#354) kann man sehen und dadurch Wissen über den Erfolg oder Verlauf der Behandlung bekommen. Der Augenkontakt fungiert im Bereich *Dazwischen* als Kontrollinstanz „das geht dann wirklich um Augenkontakt, dass man sich anguckt, und dass man das dann merkt." (N#72/73).

Hervorgehoben wird in diesem Konzept die Wissenssammlung über den Sehsinn und damit ist an einigen Stellen offensichtlich nicht nur das rein physiologische Sehen gemeint, sondern auch eine Art, weiter Sehen, dahinter Sehen oder auch Merken und Spüren.

Dennoch scheint ein Schwerpunkt auf dem Sehsinn zu sein, deshalb bleibt die Informationssammlung über andere Sinne (Hören, Riechen, Schmecken, Tasten) eher im Schatten und weniger beleuchtet.

Dazwischen sind Momente wie Gefäße und Dinge

Das Wort Moment kommt von dem lateinischen Wort *momentum*, was so viel heißt wie ‚Bewegung', ‚Grund', ‚Einfluss'[13]. In der Physik und im Ingenieurswesen finden sich einige Ausdrücke, die den Aspekt des Einflusses beinhalten[14]. Eine andere Wortbedeutung ist „ein Umstand oder ein Ereignis, das eine Handlung hervorruft oder entscheidend beeinflusst"[15]. Die Pflegefachperson im Interview NELKE benutzt den Begriff des Moments in zweifacher metaphorischer Bedeutung. Einmal als Behältermetapher „in dem Moment" (N#83/84). Moment scheint hier gebraucht als zeitlich oder situative Beschreibung. Zum anderen als Objektmetapher für Momente, die gut (N#112), extrem, intensiv (N#129/130) oder wertvoll sind. Für die Pflegefachperson ist der Moment auch eine Art gemeinsamen Erlebens: „also ich teile mit denen ja diesen Moment, wenn sie irgendwas Schlimmes erfahren oder auch irgendwas Positives" (N#574/575). Hier als zeitliche Einheit, aber auch als Momentum, das bewegend ist. Es ent-

13 https://de.wikipedia.org/wiki/Moment

14 https://de.wikipedia.org/wiki/Moment (das Einspannmoment eines Kragträgers, das Biegemoment quer zur Achse, das einen Balken krümmt, das Torsionsmoment parallel zur Achse, das einen Balken verdrillt,

15 https://www.wortbedeutung.info/Moment/

faltet sich durch die Metaphern der intensiven, extremen Momente, die man teilt und die wertvoll sind, ein Bild von starker Präsenz im Moment, einem echten, aufrichtigen Da-Sein bei der Patient:in und ihrem Schicksal oder Erleben.

Hervorgehoben wird Zeitlichkeit, die Präsenz des Augenblicks, auch das Fassen eines Augenblicks, indem die Zeit zeitlos erscheint. Verborgen bleibt das Nicht-da-, Nicht-nah-sein, mit den Gedanken woanders sein und den Moment nicht wertschätzen, darüber hinwegsehen.

Dazwischen ist Geben und Nehmen

Die Metaphorik des Gebens und Nehmens zeigt sich hier vorwiegend im Geben.

Es wird „Unterstützung“ (N#524/525) gegeben oder auch „Lebensenergie“ (N#110/111) „eine gewisse Art von Sicherheit“ (N#278/279) genauso wie „Kraft“ oder „Energie“ (N#523). Als sozusagen Sonderform des Gebens erscheint hier das Nehmen von etwas, damit es besser wird für die Patient:in: „Da ist dann jemand, *der die Energie dann nimmt* und das ist für viele einfacher, (...)“ (N#169/170). Aber auch die Pflegefachperson nimmt: „Das ist halt die hohe Qualität an meinem Beruf, dass man da *eine ganze Menge von mitnehmen kann.*“ (N#115/116). Die gebende Haltung der Pflegefachperson, auch als eine Art bedingungsloses Geben, zeigt sich hier als hervorgehoben, verborgen bleiben Verweigerung, Vorenthaltung und Erwartung von einer Gegengabe.

In dem metaphorischen Konzept **Dazwischen ist Training** entsteht das Bild einer Sporttrainer:in, die begleitet, ermutigt und einen Trainingsplan verfolgt. Es wird auch der Begriff „*kontinuierliche Trainingsarbeit*“ (N#518) benutzt. Das Trainingsziel ist „*Selbstständigkeit wiederkriegen*“ (N#282/283) die Steigerung „zum alten Format“ (N#504/505) oder „körperlichen Defizite wieder zu beheben“ (N#292/293). Die Pflegefachperson spornt an (N#523) oder motiviert verbal (N#524), dabei sind „*kleine Schritte* auf jeden Fall auch sichtbar“ (N#517).

Hervorgehoben werden hier Training, üben, weiterentwickeln, Ziel verfolgen. Verborgen bleiben stehen bleiben, kein Ziel haben, keinen Trainingsplan haben, aber auch die Ablehnung des Trainings und die eigene Motivation der Patient:in.

Dazwischen ist physikalische Größe

Geprägt ist dieses metaphorische Konzept durch die Begriffe Energie und Kraft, mit der die Pflegefachperson das Dazwischen beschreibt. Energie und Kraft sind Begriffe aus der Physik. Energie ist eine physikalische Größe und zeigt „das Maß für die Fähigkeit eines Objektes, Arbeit zu verrichten"[16]. Die Pflegefachperson gibt die Energie und damit entsteht das Bild, dass die Pflegefachperson Unsichtbares in Form von sichtbarer Arbeit weitergibt: „Also diese Form von Energie, die Anwesenheit dann und diese ganze Körperlichkeit, die ich auch anbiete, meine Arbeit/" (N#486/487). Sie ergänzt, was der Patient:in fehlt.

Kraft ist in der Physik eine „Größe, die je größer desto mehr den Bewegungszustand eines Körpers verändert (...)."[17]. Die Pflegefachperson spricht hier von Lebenskraft (N#110), oder „meine eigene Kraft" (N#101), aber es ist auch ein Überprüfen der Kraft der Patient:in „Dann guck ich mir das erst mal an, ob die Kraft so ausreicht" (N#504). Kraft und Energie ist hier geprägt von der Bewegungsmetaphorik des Hin und Hers, etwas, was die Pflegefachperson zur Verfügung stellt, um die Patient:in zu stärken. Insofern steht das metaphorische Konzept eng in Verbindung mit den Konzepten **Dazwischen ist Training** und **Dazwischen ist Geben und Nehmen**.

Hervorgehoben wird hier der Aspekt der Kraft und Energie aus der Perspektive der Pflegefachperson, als Werkzeug im therapeutischen Prozess des pflegerischen Handelns. Verborgen bleibt Kraftlosigkeit und Erschöpfung.

Dazwischen ist gemeinsam geteilte Lebenswelt zeigt sich hier als „also ich teile mit denen ja diesen Moment, wenn sie irgendwas Schlimmes erfahren oder auch irgendwas Positives" (N#574/575) oder „oder in der Phase, wo er eine infauste Diagnose erfährt, die man schon mit denen teilt." (N#130/131) und „Dinge, die ich mit meinen Freunden nicht teile." (N#126–128). Hier zeichnet sich ein Bild von einer gemeinsamen, geteil-

16 vgl. https://www.wortbedeutung.info/energie
17 vgl. https://www.wortbedeutung.info/kraft

ten Lebenswelt, in der die Pflegefachperson mit-erlebt, was die Patient:in erlebt und nicht getrennt davon ist.

Hervorgehoben werden mit diesem metaphorischen Konzept das Gemeinsame und die Gemeinschaft im Erleben, verborgen bleibt das Getrennte, die Isolation und das Fremde, der je anderen Lebenswelten, in denen Erleben immer individuell bleibt.

Das metaphorische Konzept des **Dazwischen ist ein In-den-Raum-tasten** ist geprägt durch metaphorische Redewendungen mit sinnlicher Orientierung. Es geht um spüren (N#73), Gespür (N#180/181) und Gefühl (N#216). Dabei werden Empfindungen erlebt wie hart (N#270/271), weich (N#273) oder angespannt (N#271), genauso wie warm (N#312), wohlig (N#312/313) und „ein warmes positives weites Gefühl ist" (N#312):

Mit dem Tastsinn nehmen wir über die Haut wahr. Fühlen wird auch definiert als:

> „1) per Tastsinn bzw. allgemein über die Haut wahrnehmen oder erkunden
> 2) sich selbst in einem bestimmten Zustand wahrnehmen
> 3) allgemeines, undifferenziert wahrnehmen, evtl. mit grober Einschätzung
> 4) irgendetwas und unbestimmt wahrnehmen, evtl. mit vager Einschätzung"[18].

Mit dem metaphorischen Konzept wird die Annäherung an das *Dazwischen* deutlich als ein vorsichtiges Nähern „ich komm dann ja schon in deren Raum rein und guck dann schon, wie sich das anfühlt" (N#38/39), „Und ich merke es halt an der Körpersprache" (N#188/189) und „Ich glaube schon, dass man das spürt. Das spürt man ja immer beim Gegenüber" (N#317/318). In dem Betreten des Dazwischen ist ein Fühlen wie ein Tasten in den Raum des Anderen hinein. Aber es kann die Pflegefachperson auch mit aller Wucht packen: „Das hatte ich noch nie und das macht mich auch ganz wahnsinnig, dass das einfach nicht klappt" (N#514/515). Kör-

18 https://www.wortbedeutung.info/fühlen

perlich-sinnliche Empfindungen werden im Dazwischen gefühlt, empfunden oder gespürt:

„Am Anfang ist es sehr hart." (N#270/271),

„Dass die Anspannung sich dann löst." (N#271)

„Das sie weicher werden, dass die Ängste sich da lösen können." (N#273).

Hervorgehoben wird die sinnliche Orientierung in der Annäherung an das Dazwischen, das geprägt ist von einer Bereitschaft zur Öffnung. Verborgen bleibt das Nicht-spüren-können, Nicht-spüren-wollen und die mögliche Abwehrhaltung dem Patienten gegenüber.

Das metaphorische Konzept **Dazwischen ist ein intimer Raum** erscheint als ein Ringen um etwas schwer Fassbares. Ein „respektvoller, menschlicher Umgang." (N#106) ist eine von vielen Beschreibungen, diesen intimen Raum darzustellen. Das Wort „intim" (N#104; N#104) erscheint an verschiedenen Stellen. Es sind „intime Fragen" (N#146/147) „Intimität auf engstem Raum" (N#140/141) und „intime Sachen" (N#143/144). Aber auch die Bedeutung der Patient:in für die Pflegefachperson prägt das metaphorische Konzept: „weil sie auch eine ganze Menge für mich bedeuten" (N#337). In Verneinungen zeigt sich ein Hinweis auf die Form und Qualität des intimen Raumes zwischen Pflegefachperson und Patient:in. Es ist nicht familiär (N#97) und keine Partnerschaft (N#124). Es ist nicht Bekanntschaft (N#93) und auch nicht freundschaftlich (N#97). Die Wertigkeit des *Dazwischen* ist sehr hoch (N#131/132) und auch die Bedeutung: „..., weil sie auch eine ganze Menge für mich <u>bedeuten</u>" (N#336/337). Dennoch ist es ein fürsorgliches Miteinander (N#382/383), das „eine Beziehung auf Augenhöhe" (N#97/98) ist und in dem die Pflegefachperson Einblick in sehr persönliche und intime Bereiche der Patient:in erhält (N#146/147). Die Pflegefachperson betont die hohe Wertigkeit dieses Raumes (N#131/132) und zieht den Vergleich sogar zu Familie und Freunden (N#133). In einer metaphorischen Narration zeichnet sie das Bild eines Coaches oder Barkeepers:

> „Weil es wie so eine Art, was weiß ich, von außen/ sei es ein Coach, eine Barkeeperin, wo man abends an einem neutralen Ort ist, wo man sich dann alles von der Seele sprechen kann, und dann ist da einer, der dir die ganzen Gedanken dann sortiert, immer so ein bisschen ordnet (N#166–168).

Aber auch Abhängigkeit spielt in diesem intimen Raum eine Rolle (N#99/100; N#242–244; N#353/354). Die Intimität des Raumes zeigt sich auch darin, dass „man nabelt sich dann Stück für Stück bis zur Entlassung ja auch wieder ab." (N#397/398). Der Nabel als Bild für die intensivste, engste und abhängigste Beziehung zwischen Mutter und Säugling.

Hervorgehoben wird mit diesem metaphorischen Konzept die besondere und enge Beziehung aus der Perspektive der Pflegefachperson, verborgen bleibt hier Distanz und Sachlichkeit.

Die Pflegefachperson selbst beschreibt, dass sich ihre Aufmerksamkeit und ihr Fokus für das *Dazwischen* in den Jahren verändert hat. Das Bedürfnis für die Momente und das Teilen der Momente ist immer stärker geworden (N#554/555). Im Kontext der zunehmenden Routine für die pflegerischen Aufgaben und die Fähigkeit, Gefahren und Entwicklungen besser absehen zu können, scheint die Fähigkeit, sich auf den Menschen und das Dazwischen einzulassen, gewachsen zu sein:

> „deswegen liebe ich ihn [den Beruf/M.A.] ja auch, das ist für mich diese gewisse Sicherheit, Routine, dass man diese ganzen Komplikationen auch kennt und danach ja auch handeln kann, deswegen ist das für mich jetzt nicht mehr so angstbehaftet, wie es früher war" (N#329/332)

VI. Interpretation der Ergebnisse

> „Hier kann die Metaphernanalyse unmittelbar anschließen: Indem sie die metaphorischen Muster, durch die hindurch verstanden wird, selbst zur Sprache bringt, fungiert sie als Verstehen des (alltäglichen) Verstehens, als Verstehen zweiter Ordnung. Das Verstehen von Metaphern ist eine im Alltag sozialisierte Fähigkeit; in der Metaphernanalyse als sozialwissenschaftlicher Forschungsmethode helfen methodologische Reflexionen und forschungspraktische Regeln dem alltäglich geübten Verstehen in der Annäherung an das Fremde und ebenso bei der Distanzierung und Verfremdung des scheinbar gut Verstandenen." (Schmitt et al. 2018:48)

In der Herangehensweise an die Forschungsfrage auf der Ebene der Interviews wurde als Vereinfachung den Interviewteilnehmerinnen für zwischenleibliche Ereignisse die Frage nach dem *Dazwischen* als Synonym für zwischenleibliche Ereignisse gestellt. Das Erleben von zwischenleiblichen Ereignissen als präreflexives Geschehen drückt sich sprachlich in Metaphern aus (vgl. Schmitt und Böhnke 2006). In dieser Arbeit wurde das Erleben durch die Identifizierung der metaphorischen Redewendungen und das anschließende Bilden metaphorischer Konzepte aus den Aussagen expliziert. Das Erleben wird in diesem Forschungsvorhaben anhand der Sprachbilder oder Metaphern identifiziert.

VI.1. Interpretation der Ergebnisse aus den Interviews

VI.1.1. Interpretation der Ergebnisse Interview TULPE

Die acht metaphorischen Konzepte des Interviews TULPE zeigen den kontrollierenden Aspekt pflegerischen Handelns. Überwachung des Zustandes findet auf mehreren Ebenen durch Sehen und Spüren statt. In den metaphorischen Konzepten **Dazwischen sind Gefühle als Dinge** und **Dazwischen sind Situationen, wie Dinge** kann die die Verdinglichung als ein Versuch der Kontrolle und der Distanzierung interpretiert werden

Das metaphorische Konzept **Dazwischen ist ein enges Verhältnis** steht dem sozusagen gegenüber. Das enge Verhältnis wird von der Pflegefachperson im Interview TULPE deutlich beschrieben, jedoch persönlich wieder zurückgenommen. Nähe und Verbindung wird üblicherweise in einem zeitlichen Rahmen gesehen. Ist der Rahmen zu eng, scheint der Aufbau von Nähe weniger möglich zu sein. Folgt man jedoch den Ausführungen über zwischenleibliche Ereignisse von Merleau-Ponty, Waldenfels und Fuchs, so erscheint zwischenleibliche Nähe und Verbindung unter Menschen nicht in Abhängigkeit von Zeit.

Auffallend an diesem Interview sind die Widersprüche, da die Teilnehmerin TULPE einerseits ihre Verbindungen zu Patient:innn als distanziert empfindet. Schaut man andererseits auf die metaphorischen Konzepte **Dazwischen sind Gefühle als Dinge, Dazwischen ist Aufspüren von Gefahren und Unrichtigkeiten und Klarheit schaffen, Dazwischen ist ein enges Verhältnis** und **Dazwischen ist Training** entsteht der Eindruck, dass sie bei aller Distanz doch eine Orientierung an einem Näheverständnis zeigt.

VI.1.2. Interpretation der Ergebnisse Interview SONNENBLUME

In dem Interview SONNENBLUME zeigt sich das *Dazwischen* weniger kontrollierend als in anderen Interviews. Es wird mehr ein Abwarten und Behüten deutlich, als ein nach medizinisch vorgeschriebenen Abläufen geplantes Handeln. Die Metapher des Stroms, die weiter auch aufgegriffen wurde als Flow (S#484/485) oder zwischenmenschlich Fließendes (S#499/500), zeigt eine wahrnehmende Haltung der Teilnehmerin für den Zwischenbereich. Da die Pflegefachperson aus dem Interview SONNENBLUME auf einer internistischen Station arbeitet, auf der vorwiegend Patient:innen mit einer onkologischen Erkrankung liegen und Liegedauer und der Ablauf der Behandlung sich von solchen auf einer chirurgischen Station unterscheiden, scheint für sie weniger der Behandlungsplan im Vordergrund des Handelns zu stehen. Sie lässt sich in ihrem pflegerischen Handeln offenbar vielmehr davon leiten, einen sicheren, warmen Raum zu schaffen, in dem die Patient:in auch schwach sein darf. Dazu braucht es einen Zugang zur Patient:in. Gelingt dieser, dann ist für sie im besten Falle ein Strom erlebbar. Das Aufgehoben-sein wird dadurch verstärkt, dass die Patient:in etwas von der Pflegefachperson bekommt. Das kann einerseits Geborgenheit (S#356) oder auch Zuwendung (S#464/465) oder auch Schwung (S#345/346) sein.

Im Geben zeigt sich auch eine Form der Hinwendung, die sich für sie zu einem wechselseitigen Geben und Nehmen entwickeln kann: „Das war ja so ein Gefühl, das war ja so ein Geben und Nehmen" (S#497).

VI.1.3. Interpretation der Ergebnisse Interview ROSE

Wie schon mehrfach angedeutet, zeigt sich im Interview ROSE zunächst in der Metaphorik eine Distanz. Wie bereits erwähnt, arbeitet die Pflegefachperson aus dem Interview ROSE als Springerin in einem allgemeinen Krankenhaus und überwiegend als Nachtwache. Sie erlebt die Patient:innen in den meisten Fällen daher schlafend und der Kontakt ist nicht geprägt durch einen Beziehungsaufbau. Aus den vorliegend metaphorischen Konzepten ist jedoch eine Haltung herauszulesen, die dem Aspekt der gemeinsam geteilten Lebenswelt eine hohe Bedeutung beimisst. Dies zeigt sich weniger deutlich in den metaphorischen Redewendungen und wird erlebbar in den metaphorischen Narrationen. Gerade in dem metaphorischen Konzept **Dazwischen ist Übertragung** zeigen sich eine Verbindung zu der Patient:in. Das Interview ROSE ist einerseits geprägt von Orientierungen der Distanz und gleichzeitig wird sehr stark das Bild einer Teilhabe an der Lebenswelt sichtbar. Dies zeigt sich dennoch in einer deutlich distanzierteren Form als es im Interview NELKE der Fall ist. Im Interview ROSE ist es im Vergleich stärker das Bild des

Teilnehmens an der Lebenswelt der Patient:in als ein Erleben oder Miterleben. Die Pflegefachperson ist viel stärker eher Zuschauerin, bestenfalls sich daran freuende Zuschauerin. Sie ist nicht eine, die den Moment teilt und ein gemeinsames Erleben empfindet.

Die metaphorischen Redewendungen für das Dazwischen zu identifizieren, zeigte sich in der Analyse dieses Interviews als eine wesentlich größere Herausforderung als in anderen Interviews, metaphorische Konzepte wurden in diesem Interview vor allem durch metaphorische Narrationen deutlich.

Damit wird die distanzierte Haltung der Pflegefachperson noch mal deutlicher. Sie berichtet viel weniger von ihrem eigenen Erleben, als dass sie Situationen aus einer Beobachterposition heraus beschreibt.

VI.1.4. Interpretation der Ergebnisse Interview LILIE

Die Pflegefachperson aus dem Interview LILIE arbeitet auf einer herzchirurgischen Station. Patient:innen kommen entweder zu geplanten Eingriffen oder im Notfall auf die Station. Die Arbeit ist geprägt durch Vorgaben der medizinischen Behandlung. Anders als zum Beispiel in einem Hospiz, in dem es um das Gestalten der letzten Tage geht, steht hier im Vordergrund, dass Menschen nach einem Eingriff wieder unbeschwerter leben können und sollen. Die Zentralität des Herzens im Organismus erzeugt eine Fragilität. Das Leben von Patient:innen wird durch eine Operation am Herzen gerettet und Fehler führen dabei schnell zum Tod. In der Maschinerie der modernen Medizin zeigt sich Schnelligkeit und Effektivität auch im pflegerischen Bereich. Die Pflegefachperson sagt an einer Stelle des Interviews „dass wir sehr schnell leben“ (L#100). Zeitmangel ist hier eine Folge dieses schnellen Lebens. In dem metaphorischen Konzept des **Dazwischen ist ein intensives Verhältnis** scheint sich das Tempo zu reduzieren. Der Zeitmangel verhindert jedoch an manchen Stellen die Intensität des Verhältnisses. Dennoch zeigt das metaphorische Konzept ein heiteres, freudvolles Bild. Das Wohlbefinden der Patient:in ist zwar Ziel des Handelns, des intensiven Verhältnisses, aber erzeugt auch in der Pflegefachperson ein Gefühl von Wärme, Geborgenheit und Wohlfühlen. Die Patient:in, die aufgrund eines Fehlers verstirbt, ist nicht einfach weg, sondern wird verloren (vgl. L#428). Von Verlieren spricht man üblicherweise im Zusammenhang von nahestehenden Verwandten oder Freunden. Obwohl Zeitmangel und „schneller Durchlauf" (L#341) wenig förderlich für die Intensität des Verhältnisses sind, entsteht es offensichtlich für sie trotzdem. Möglicherweise ist dies auch notwendig, denn eine Verbindung als Spur oder Linie, möglicherweise auch im Sinne einer Abfolge von Behandlungssequenzen, deutet dennoch auf eine Art Verbindung hin. Diese erscheint besonders im metaphorischen Konzept **Dazwischen ist das Aufspüren von Nicht-in-Ordnung-Seiendem.** Denn Sicherheit ist in der Fragilität des Behandlungsbereiches von hoher Bedeutung. Als Leitlinie des Handelns ist auch hier im Gewährleisten der Sicherheit das Aufspüren von Nicht-in-Ordnung-seiendem verständlich und folgerichtig. Dabei ist das Gespür oder Gefühl an einer Stelle auch als allumfassender Blick bezeichnet, unterstützend, hilfreich und an der ein oder anderen Stelle lebensrettend. In der vulnerablen Situation einer Operation an einem zentralen Organ wird Sicherheit nicht nur überprüft, sondern auch in gegeben.

Für ein *Dazwischen* kann aus dem Interview LILIE als zusammenfassendes Ergebnis gesehen werden, dass Sicherheit als eine bedeutsame Leitlinie im Denken, Handeln und Fühlen der Pflegeperson erkannt wird. Diese wird sowohl auf der Seite der Pflegefachperson als auch auf der Seite der Patient:in gestärkt und gefördert durch ein intensives Verhältnis.

VI.1.5. Interpretation der Ergebnisse Interview NELKE

Über das *Dazwischen* zu sprechen, erscheint in dem Interview NELKE auch als ein Ringen darum, Worte zu finden, die das Besondere und die Bedeutung des D*azwischen* ausdrücken. In dem Versuch, Worte zu finden für das *Dazwischen,* benutzt sie dafür vor allem Verneinungen. Sie spricht von nicht familiär, nicht partnerschaftlich oder wenn sie diese Begriffe benutzt, nimmt sie diese wieder zurück. Auffällig sind auch Widersprüchlichkeiten in den Aussagen.

Sie beschreibt „Das sind keine Gefühle, das ist wirklich dieses Raster, dass man sehen kann" (N#510) und wenig später „und das ist dann auch wirklich unfassbar" (N#511) oder „Das hatte ich noch nie und das macht mich auch ganz wahnsinnig, dass das einfach nicht klappt." (N#514/515). Auch beschreibt sie das Dazwischen an manchen Stellen als nicht familiär (N#97) und dann wieder doch als familiär (N#382). Sie bricht aber den Satz ab „(...) schon so eine familiär/ also es ist keine / Es ist halt diese besondere Beziehung." (N#382).

Ebenso wenn es um das Thema Intuition oder Gefühl geht: „Da verlasse ich mich nicht auf meine Intuition." (N#465) und wenig später „Ich verlasse mich in der Hinsicht schon auf mein Gefühl, wenn ich das Gefühl habe, dann kommuniziere ich das. (N#466/467). Als Leitlinie im Handeln kann hier das Empfinden von einer hohen Wertigkeit des Dazwischen und der Beziehung gesehen werden, die von der Pflegefachperson immer wieder mit verschiedenen Worten, Metaphern, Vergleichen und metaphorischen Redewendungen versucht wird auszudrücken. Aus der Perspektive der Forscherin wird dies auch sehr deutlich erlebbar im metaphorischen Konzept **Dazwischen ist gemeinsam geteilte Lebenswelt** und **Dazwischen sind Momente.** Hier ist die Wertigkeit für die Pflegefachperson in dem Bild, was sich entfaltet, deutlich erlebbar.

VI.2. Gemeinsamkeiten der metaphorischen Konzepte

Die metaphorischen Konzepte wurden für jedes Interview separat gebildet. Die individuelle Sichtweise der einzelnen Personen erzeugen metaphorische Konzepte, die individuell bleiben. Dennoch zeigen sich Wiederholungen und Häufungen von Aspekten. Zum Teil konnten gleiche Konzepte gebildet werden, zum Teil unterscheiden sie sich durch Nuancen, einige metaphorische Konzepte tauchen nur in einzelnen Interviews auf und sind nicht vergleichbar, da keine vergleichbaren metaphorischen Konzepte in einem oder mehreren Interviews zu finden waren. Für die wissenschaftliche Erkenntnis wurde im Folgenden der Schwerpunkt auf die vergleichbaren metaphorischen Konzepte gelegt. Dabei sind 11 Bündelungen nach Themenbereichen der metaphorischen Konzepte entstanden.

VI.2.1. Metaphorische Konzepte „des Spürens, der Gefühle, des Gespürs"

Ein Themenbereich für *Dazwischen* fand sich in unterschiedlicher Gewichtung und unterschiedlichen und dennoch vergleichbaren Metaphoriken in allen Interviews als **metaphorische Konzepte „des Spürens, der Gefühle, des Gespürs"**. Einige metaphorische Konzepte innerhalb der einzelnen Interviews greifen dabei jedoch ineinander über. Das Konzept der Ordnung und des Aufspürens von Nicht-Ordnung enthält durchaus metaphorische Redewendungen oder Metaphern, die zum Beispiel auch Konzepten des Spürens zuzuordnen wären. Deshalb erscheinen metaphorische Konzepte des Spürens, der Gefühle, des Gespürs wie eine Basis für das *Dazwischen.* In den gebildeten metaphorischen Konzepten der einzelnen Interviews zeigen sich als **metaphorische Konzepte „des Spürens, der Gefühle, des Gespürs":**

Interview TULPE	Interview SONNEN-BLUME	Interview ROSE	Interview LILIE	Interview NELKE
Dazwischen sind Gefühle als Dinge	Dazwischen ist Elektrizität	Dazwischen ist Übertragung	Dazwischen ist Gespür	Dazwischen ist ein In-den-Raum-Tasten

Tabelle 4: Metaphorische Konzepte des Spürens, des Gefühls und des Gespürs (eigene Darstellung)

Die Unterschiedlichkeit lag häufig auch einerseits in der Grundhaltung der Pflegefachperson; andererseits in der Ausrichtung an den entsprechenden Themengebieten, um die es ging. Metaphorische Konzepte, die in der ein oder anderen Weise ein Bild des Spürens beinhalteten, zeigen sich einerseits als Metaphoriken des Objektschemas, andererseits als Gefühle, die wie Dinge hin und her getragen wurden. Im Interview TULPE waren es Gefühle, mit denen die Pflegefachperson in das Zimmer ging oder aus dem Zimmer herausging, oder die sie eben einfach hatte (vgl. Interview TULPE). Die Verdinglichung machte eine gewisse Distanz deutlich. Die Verdinglichung konnte auch im metaphorischen Konzept des Interviews LILIE gefunden werden. Hier ist es meistens das Gespür, das man hat für etwas (vgl. Interview LILIE). Lakoff und Johnson bezeichnen die Metaphern des Objektschemas in ihrem frühen Werk „Leben in Metaphern"

(2014) auch als „ontologische Metaphern“ (Lakoff/Johnson 2014: 35), die unterschiedlichen Zwecken dienen würden (vgl. ebd.).

> „Ontologische Metaphern (...) sind in unserem Denken so selbstverständlich und so omnipräsent, daß wir sie im allgemeinen für fraglose, wörtliche Beschreibungen mentaler Phänomene halten.“ (Lakoff/Johnson 2014:39)

Sie ermöglichen jedoch, dass wir sie fassen, als Ursache für etwas sehen oder uns auf sie beziehen können (vgl. ebd.). Das Gefühl als Ding konzipiert, damit es handhabbar ist und wie ein ständiger Begleiter das Handeln der Pflegefachperson treibt. Gespeist ist das Gefühl jedoch aus dem Zwischenbereich bzw. aus den Impulsen, die von den Patient:innen kommen (vgl. Interview Tulpe).

In den Interviews ROSE und SONNENBLUME zeigte sich das Konzept viel deutlicher in Metaphern des Wegschemas als ein Strom oder etwas zwischenmenschlich Fließendes (vgl. Interview SONNENBLUME), oder als etwas, was sich überträgt (vgl. Interview SONNENBLUME; Interview ROSE). Auch im Interview NELKE findet sich das Bild des Übertragens im metaphorischen Konzept *Dazwischen ist In-den-Raum-hin-tasten*. In den Interviews ROSE und NELKE zeigen sich auch in den metaphorischen Redewendungen eine große Tendenz zu Metaphern des Körperlichen. Spüren zeigt sich als körperliche Anspannung (vgl. Interview ROSE) oder das „wirklich alles im Bauch oder der Herzgegend“ (N#308) stattfindet. Hier wird die Grenze von einer Person zur anderen übertreten. Empfindungen werden nicht nur am anderen beobachtet, sondern haben eine direkte körperliche Auswirkung auf die Person selbst (vgl. Interview ROSE; Interview NELKE). Es zeigt aber auch, dass eine gewisse Strecke zum anderen hin überwunden wird. Als Raummetapher nicht in einem wirklich echten Raum, sondern in dem *Dazwischen* zeigt es sich in dem metaphorischen Konzept aus dem Interview NELKE. Die Metaphorik in dem Interview SONNENBLUME im metaphorischen Konzept *Dazwischen ist Elektrizität* als Strom, Flow oder zwischenmenschlich Fließendes beschreibt, dass etwas sich auch überträgt (vgl. Interview SONNENBLUME). Dies ist ein starkes Bild für das

Dazwischen. Es zeigt die Verbundenheit, die zwischen Patient:in und Pflegefachperson entsteht.

Auffällig ist, obwohl Spüren, Gespür und Gefühl offensichtlich für alle Pflegefachpersonen handlungsleitend ist, dass dies bei manchen Pflegefachpersonen fast als etwas Verbotenes erscheint. Die Pflegefachperson aus dem Interview LILIE wurde stimmlich leiser bei dem Thema Gespür und die Pflegefachperson NELKE sagte an einer Stelle, dass sie sich nicht auf ihre Intuition verlasse (N#465) und wenig später dann aber von ihrem Gefühl sprach, auf das sie sich verlasse (N#466/467). Auch die Pflegefachperson aus dem Interview ROSE zeigte einerseits eine Distanz (R#11/12) und gleichzeitig zeigt sich die große Nähe zur Patient: in an manchen Stellen bis hin zu körperlichen Empfindungen. Für das **Dazwischen** zeigt sich hier eine klare Orientierung des Spürens, Gefühle sind im **Dazwischen** handlungsleitend und als Bild der Elektrizität zeigt sich das Nicht-Sichtbare, aber Spürbare zwischen Pflegefachperson und Patient:in.

VI.2.2. Metaphorische Konzepte Verhältnis/Beziehung/Zwischenraum/ Lebenswelt

Interview TULPE	Interview SONNEN-BLUME	Interview LILIE	Interview NELKE	Interview ROSE
Dazwischen ist ein enges Verhältnis	Dazwischen ist ein sicherer, warmer Raum	Dazwischen ist ein intensives Verhältnis	+Dazwischen ist ein intimer Raum +Dazwischen ist gemeinsam geteilte Lebenswelt	Dazwischen ist Teilhaben an der Lebenswelt der Patient:in

Tabelle 5: Metaphorische Konzepte Verhältnis/Beziehung/Zwischenraum/ Lebenswelt (eigene Darstellung)

In der Analyse der vorliegenden Interviews wurden aus den identifizierten, metaphorischen Redewendungen und Metaphern metaphorische Konzepte gebildet, die das *Dazwischen* aus den Bereichen Beziehung/Verhältnis aber auch Raum und gemeinsam geteilte Lebenswelt konzipieren.

Während bei den Interviews TULPE und LILIE metaphorische Redewendungen Nähe und Intensität benutzen, um das Verhältnis zu beschreiben, entfaltet sich bei den Interviews SONNENBLUME und NELKE das Bild des Raumes als entweder sicherer, warmer Raum (Interview SONNENBLUME) oder als intimer Raum (Interview NELKE). Das Bild der gemeinsam geteilten Lebenswelt entfaltet sich im Interview NELKE durch metaphorische Redewendungen wie: „also ich *teile mit denen ja diesen Moment*, wenn sie irgendwas Schlimmes erfahren oder auch irgendwas Positives," (N#574/575). Im Interview ROSE zeigt sich zunächst eine eher konzeptionelle Art des Sprechens über das menschliche Verlangen, sich mitteilen zu wollen: „alle Gefühle, die man hat, möchte man halt mitteilen" (R#344). Durch die metaphorischen Narrationen entsteht allerdings ein Bild von einer Teilhabe an der Lebenswelt der Patient:innen. Die Pflegefachperson teilt mit Patient:innen, was für diese gerade in diesem Moment bedeutsam ist, auch wenn die Patient:in z. B. verwirrt ist und halluziniert. In diesen Narrationen entfaltet sich ein Bild des Respekts und der aufgrund der ansonsten sehr distanzierten Art und Weise erstaunlichen menschlichen und nahen Begegnung. Dennoch bleibt im Vergleich zu den metaphorischen Konzepten aus den Interviews SONNENBLUME und NELKE eine deutliche Distanz erkennbar.

Die metaphorischen Konzepte der Interviews NELKE und SONNENBLUME zeigten ein Bild des Raumes, der im Interview SONNENBLUME vor allem geprägt ist durch das Bild des Aufgehoben-Seins und der Wärme. Der Raum, der sich durch die Metaphorik des Interviews NELKE entfaltet, zeigt die Nähe und Intimität des Raumes zwischen Pflegefachperson und Patient:in. Dabei leuchtet auch der Aspekt der gemeinsam geteilten Lebenswelt durch. Es geht oft um gemeinsam geteilte Momente und Ereignisse, die man so nicht mit anderen teilt, die auch die Pflegefachperson nicht mit Freunden teilt. Die Pflegefachperson unternimmt mehrere Versuche, diesen intimen Raum von Freundschaft, Partnerschaft und Familie abzugrenzen, indem sie sagt, es sei eben nicht familiär oder partnerschaftlich. Damit zieht sie jedoch von der Qualität her eine Verbindung zu solchen.

Das intensive Verhältnis, wie es im Interview LILIE als Bild entsteht, ist gezeichnet dadurch, dass die Patient:in für die Pflegefachperson wichtig wird: „wird der Patient dann halt auch immer wichtiger für einen" (L#449/45). Das Bemühen steigt, dass Verständnis entsteht und dass man: „irgendwie mehr warm miteinander" (L#446–448) wird. Wärme als Indikator für ein positives Erleben des Dazwischen ist auch in den Interviews SONNENBLUME und NELKE zu finden.

Für das **Dazwischen** ergibt sich aus den metaphorischen Konzepten ein Bild für eine außergewöhnliche Verbindung, die nicht nur linear wie ein Weg ist, sondern deutlich geprägt ist von Raummetaphern, Wärme, Geborgenheit und Zuwendung einerseits und vom Mit-sein und des Teilens der Momente.

VI.2.3. Metaphorische Konzepte der Ordnung und der Kontrolle

Die Metaphorik des Gebens und Nehmens tauchte nur in vier von fünf in Interviews auf.

Interview TULPE	Interview ROSE	Interview LILIE	Interview NELKE
+ Dazwischen ist Kontrolle durch Sehen +Dazwischen ist Aufspüren von Gefahren und Unrichtigkeiten und Klarheit schaffen	Sehen ist Kontrolle und kann Ordnung überprüfen	Dazwischen ist das Aufspüren von Nicht-in-Ordnung-seiendem	+Dazwischen ist Aufspüren und Überprüfen von Ordnung +Sehen ist Kontrolle und Augen sind ein Kontrollorgan

Tabelle 6: Metaphorische Konzepte der Ordnung und der Kontrolle (eigene Darstellung)

Überraschend und doch verständlich zeigten sich in allen Interviews der Pflegefachpersonen, die auf chirurgischen Stationen arbeiten, Konzepte der Kontrolle und des Aufspürens von etwas, was nicht in Ordnung ist. Rechtzeitig reagieren zu können, das Leben erhaltende Maßnahmen ergreifen zu können, erscheint zentral durch solche metaphorischen Konzepte. Als Konsequenz für das *Dazwischen* erscheint hier die Pflegefachperson nicht als gutmütige verständnisvolle Person, sondern das Bild des Ordnungsamtes oder des Detektivs gibt dem pflegerischen Handeln noch mal einen ganz anderen Aspekt. Überwachung ist möglicherweise auch verbunden mit Strenge und Härte. In einigen metaphorischen Konzepten (Interview LILIE; Interview NELKE; Interview Tulpe) zeigt sich nicht nur der Aspekt der Kontrolle, sondern auch sehr stark der Aspekt des Aufspürens. Kontrollieren ist eine sehr klare Aufgabe. Dabei gibt es ein Richtig und ein Falsch, einen Normbereich, den es zu kontrollieren gibt. Im Aufspüren ist weniger das Finden eines Parameters, der nicht im Normbereich ist, entscheidend, sondern viel mehr dem Folgen von Vermutungen und Ahnungen. Die Pflegefachperson im Interview TULPE drückt es an einer Stelle so aus: „irgendwas hat gesagt, ich muss jetzt noch mal in dieses Zimmer gehen und gucken." (T#18/19). Das Gespür wird zur Person, das die Pflegefachperson beim Aufspüren unterstützt. Auch für die Pflegefachperson aus dem Interview LILIE, die auf nur zwei Jahre Berufserfahrung zurückgreifen kann, erscheint das Gespür als eine Art Werkzeug der Sicherung der Ordnung, mit dem sie arbeitet (vgl. Interview LILIE). Das Sehen als Kontrolle findet sich als metaphorisches Konzept der Interviews TULPE; NELKE und ROSE. Gebildet aus metaphorischen Redewendungen wie „Da guck ich schon in dem Moment." (N#614) oder „hab ihn angeguckt und dachte (..) irgendwas gefällt mir nicht (...)." (R#214/215) zeigt sich Sehen als Kontrollinstanz. Aus der Perspektive beruflich Pflegender zeigt sich hier also für das **Dazwischen** Kontrolle und Überwachung.

Metaphorischen Konzepte der Ordnung zeigen sich hier stark als ein Sichern der Sicherheit ist. Das Ordnungsprinzip von Florence Nightingale, die, als sie auf die Krim kam, um verwundete Soldaten zu pflegen, zunächst die Ursache für die große Anzahl von Infektionen in den mangelnden hygienischen Verhältnissen aufspürte (vgl. Duin/Sutcliffe 1993), mutet hier wie eine Art pflegerisches Grundprinzip in der Pflege des chirurgischen Bereichs an. Das Nicht-Sicher-sein ist nicht nur bei Patient:innen zu finden. Als ein Dazwischen erlebt auch die Pflegefachperson Nervosität und Unsicherheit als etwas, was nicht ihr Eigenes, sondern das der Patient:in ist (vgl. Interview Lilie).

VI.2.4. Metaphorische Konzepte des Weges

Interview TULPE	Interview SONNENBLUME	Interview ROSE	Interview LILIE
Dazwischen ist Hin- und Her	+Dazwischen ist Elektrizität +Dazwischen ist ein Weg +Dazwischen ist eine Barriere	+Dazwischen ist Distanz +Dazwischen ist Übertragung	+Dazwischen ist eine Spur

Tabelle 7: Metaphorische Konzepte des Weges (eigene Darstellung)

Metaphorische Konzepte, die vorwiegend auf Wegmetaphern beruhen, kamen auch in vier der fünf Interviews vor.

Dabei zeigte sich die Wegmetaphorik in einigen Interviews in mehreren Konzepten als prägend. Das Kommen und Gehen von etwas zwischen Patient:in und Pflegefachperson war häufig zu finden. Dabei wurde oft nicht näher definiert, was da kommt oder zurückkommt. Deutlich wurde der Weg in der Metapher „Spur" im Interview LILIE, aber auch als Weg, auf dem es ein Entgegentreten gab (Interview ROSE; Interview TULPE; Interview SONNENBLUME). Die Wegmetapher verdeutlicht zum einen eine Distanz zwischen Patient:in und Pflegefachperson, die zu überwinden ist. Dazu passend tauchten jeweils in den Interviews SONNENBLUME, LILIE und NELKE metaphorische Konzepte auf, die den Menschen bzw. die Patient:in als geschlossenes System konzeptualisieren.

Der Weg als Metapher erzeugt eine lineare Strecke zwischen A und B. Im Interview LILIE wurde diese auch benannt als Spur oder Linie, die am Anfang bei allen gleich sei (L#442/443). Eine Spur im Sinne einer Linie ist rechts und links begrenzt. Spur war hier nicht gemeint als Spuren im Sand, die nicht per se linear sein müssen, sondern eben als Linie; eine gerade Strecke, bei dem eines nach dem Anderen erfolgt. Passend dazu ist das Bild des Stromes, des zwischenmenschlich Fließenden (vgl. Interview SONNENBLUME) oder der Barriere (S#114). Die Barriere, die einen Weg versperrt, der kein rechts oder links Vorbeigehen zulässt. Das Bild des Stromes aus dem metaphorischen Konzept *Dazwischen ist Elektrizität* zeigt ebenso eine Gerade an, es ist eben kein Meer oder See, sondern ein Strom und es fließt. Der Weg zeigt sich auch in der Metaphorik der Distanz, wie sie bei dem Interview ROSE als metaphorisches Konzept erscheint.

Prägend für die metaphorischen Konzepte der Wegmetapher ist auch die Dynamik. Als metaphorisches Konzept *Dazwischen ist Hin- und Her* zeigen sich Bewegungen des Kommens und Zurückkommens oder Entgegentretens. Der Weg ist eine Art Röhre, in der ein Hin und Her von Impulsen, Aktionen und Reaktionen linear von statten gehen. Das Entgegentreten passiert auch in einer Situation, in der kein rechts oder links Vorbeigehen gewählt wird. Für das **Dazwischen** bedeutet das eine Orientierung an der linearen Verbindung, die auch klar ausgerichtet ist von der Pflegefachperson auf die Patient:in und von der aus Impulse von der Patient:in zur Pflegefachperson erwartet und empfangen werden.

VI.2.5. Metaphorische Konzepte Situationen, Momente

Interview TULPE	Interview ROSE	Interview LILIE	Interview NELKE
Dazwischen sind Situationen, wie Dinge, die man besitzt, verändern und an die man herangehen kann	Dazwischen sind Situationen	Dazwischen sind Situationen	Dazwischen sind Momente wie Gefäße und Dinge

Tabelle 8: Metaphorische Konzepte Situation, Momente (eigene Darstellung)

Hier zeigte sich auch in vier der fünf Interviews eine Verdinglichung von Situationen oder Momente, die auf einen Versuch der Kontrolle oder Handhabbarkeit mit Umständen hinweist. Dabei ist das Objektschema dominant, aber auch das Behälterschema als in der Situation. Deutlich zeigt sich bei der Metaphorik des Behälters ein stärkeres Involviert-sein als bei Redewendungen, die dem Objektschema zugeordnet sind. Wenn ich *mit einer Situation umgehe*, habe ich deutlich mehr Kontrolle darüber, als wenn ich *in einer Situation* bin. Hier zeigt sich auch als handlungsleitend die Kontrolle, vor allem im Interview TULPE mit dem metaphorischen Konzept *Dazwischen sind Situationen, wie Dinge, die man besitzt, verändern und an die man herangehen kann.* Die Situation als Objekt, auf das man sich beziehen kann, mit dem man umgehen kann, das auch zu bewältigen ist (vgl. Lakoff/Johnson 2014). Obwohl im Interview NELKE, stärker als bei den anderen metaphorischen Konzepten der Situationen und Momente, der Aspekt des Involviert-Seins deutlich wird, das auch im späteren Konzept **Dazwischen ist gemeinsam geteilte Lebenswelt** hervortritt, zeigt sich auch hier der Moment als Objekt, mit dem umgegangen wird, der anders ist oder gut oder schlecht. Interessant ist hier auch die auffallende Wortwahl: Situation wirkt deutlich distanzierter als Moment, der einen fast poetischen Hauch hat. Für die Frage nach dem *Dazwischen* zeigen sich hier Versuche, die Sammlung von Ereignissen zu benennen, die zwischen Pflegefachperson und Patient:in sich ereignen und die zu bewältigen sind.

VI.2.6. Metaphorische Konzepte Geben

Interview SONNENBLUME	Interview LILIE	Interview NELKE
Dazwischen ist Geben	Dazwischen ist Geben und Nehmen	Dazwischen ist Geben und Nehmen

Tabelle 9: Metaphorische Konzepte Geben (eigene Darstellung)

Nur bei drei von fünf Interviews konnten metaphorische Redewendungen zur Konzeptbildung für Geben und Nehmen führen. Pflegefachpersonen wurde oft nachgesagt, dass sie gerne Geben und das Geben in helfenden Berufen als handlungstreibend vermutet wird; auch Schmitt identifizierte es als eine Metapher des Helfens (vgl. Schmitt 1995: 203). In den analysierten Interviews zeigte sich das Geben als Sicherheit, Ermutigung und Unterstützung geben. Im Interview NELKE und LILIE tauchte das metaphorische Konzept als ein Geben und Nehmen auf, aber auch hier wesentlich weniger als erwartet.

Das Geben korrespondiert als Wegmetapher im Bild der sich bewegenden Objekte und unterstützt somit den Prozess der Objektivierung. Das Geben ist jedoch in den meisten Fällen von der Pflegefachperson zur Patient:in. Viel häufiger als das Nehmen der Pflegefachperson taucht hier das Bild des Weg-nehmens zur Erleichterung auf: „und ihnen das Leid zu nehmen“ (L#152) oder als etwas von woanders her nehmen, um eigentlich zu geben: „dass ich mir dafür Zeit nehme“ (L#370).

Aus der Perspektive der Unterstützung kann für das *Dazwischen* festgehalten werden, dass im **Dazwischen** ein Geben zu finden ist. Da, wo Defizite vermutet oder sichtbar werden, wird in gewisser Weise ergänzt.

VI.2.7. Metaphorische Konzepte Mensch/Patient:in als geschlossenes System

Interview SONNEBLUME	Interview LILIE	Interview NELKE
Patient:in ist ein Behälter	Patient:in ist ein Gefäß	Der Mensch als Raum

Tabelle 10: Metaphorische Konzepte Mensch/Patient:in als geschlossenes System (eigene Darstellung)

In drei von fünf Interviews zeigte sich ein Bild der Patient:in als geschlossenes System. Metaphorische Redewendungen wie äußern, aufmachen, zumachen, sich öffnen oder rauskriegen prägen hier die Konzepte. Es zeigt sich, dass Pflegefachpersonen das Gegenüber nicht per se als zugänglich erleben. Das Bild vom Menschen, der sein Inneres nach außen bringt, offenbart sich hier.

Metaphorische Redewendungen des Öffnens und Herauskommens bilden hier das Konzept:

> „ob die offen sind für ein Gespräch, dafür, dass ich da ja gerade in den Raum reinkomme“ (N#35/36)

> „wenn er dann sagt, nee, und damit nicht rausrücken will“ (L#275)

> „wenn er sich noch nicht mal mehr äußert“ (S#229)

Für das **Dazwischen** zeigt sich als Teil des pflegerischen Handelns auch die Notwendigkeit einen Zugang zu diesem geschlossenen System zu finden, gleichzeitig aber ein Verständnis des Getrenntseins und des Anderen als Fremdes anzuerkennen.

VI.2.8. Metaphorische Konzepte Eingang/Zugang/Öffnung

Interview TULPE	Interview SONNENBLUME
Dazwischen ist ein Zugang durch Offenheit	Dazwischen ist ein Eingang

Tabelle 11: Metaphorische Konzepte Eingang/Zugang/Öffnung (eigene Darstellung)

Anschließend an die Konzepte, die die Patient:in als Raum, Behälter oder Gefäß darstellen, zeigen sich metaphorische Konzepte des Eingangs, Zugangs oder der Öffnung. Während im Interview TULPE zwar durch die identifizierten metaphorischen Redewendungen das Konzept **Dazwischen ist Zugang durch Offenheit** gebildet werden konnte, zeigte sich im Interview LILIE zwar ein metaphorisches Konzept **Patient:in ist ein Gefäß,** jedoch konnte kein metaphorisches Konzept zur Öffnung gefunden werden. Am deutlichsten war das metaphorische Konzept **Dazwischen ist ein Eingang** im Interview SONNENBLUME mit Metaphern wie Tor, Tür oder Eintrittskarte. Auch im Interview NELKE zeigten sich eine Vielzahl metaphorischer Konzepte der Öffnung, die jedoch dem Konzept des **Dazwischen ist ein intimer Raum** zugeordnet wurden, da solche metaphorischen Redewendungen sehr häufig im Zusammenhang mit Intimität auftauchten.

VI.2.9. Metaphorische Konzepte Lebenswelt

Interview ROSE	Interview NELKE
Dazwischen ist Teilhaben an der Lebenswelt der Patient:in	Dazwischen ist gemeinsam geteilte Lebenswelt

Tabelle 12: Metaphorische Konzepte Lebenswelt (eigene Darstellung)

Während es aus der Metaphorik des Interviews beim Interview NELKE fast folgerichtig hervortritt, weil sehr häufig das Bild von „geteilten

Momenten" und „geteilter Energie" auftritt, lässt sich das Konzept im Interview ROSE vor allem aus den metaphorischen Narrationen erschließen. Obwohl die Metaphorik beim Interview ROSE deutlich stärker die Distanz betont, zeigt sich in den metaphorischen Narrationen ein Bild der Teilhabe an der Lebenswelt der Patient:in, die auch in der Betonung der Wichtigkeit des zwischenmenschlichen Kontakts deutlich wird. Die Pflegefachperson stellt sich in dem Interview vordergründig als distanziert dar, auf eine Art erzeugen die metaphorischen Narrationen ein vergleichbar tiefes Einlassen auf den Menschen, die Distanz bleibt jedoch im Vergleich zum metaphorischen Konzept des Interviews NELKE bestehen. Der Unterschied ist hier deutlich auf der Betroffenheitsebene. Die Pflegefachperson im Interview NELKE spricht von Momenten, die man teilt: „Oder geht wertvoller oder anders mit den Momenten um, die man mit den Leuten teilt." (N#554/555).

Die unterschiedliche Distanz oder Nähe in den beiden Interviews wird ebenfalls durch den Gesamtkontext des Interviews und auch dadurch deutlich, dass die Pflegefachperson aus dem Interview ROSE ihre Tätigkeit als Job definiert und bewusst als Nachtwache arbeitet, während die Pflegefachperson aus dem Interview NELKE als Vollzeitkraft arbeitet und sich möglicherweise dementsprechend tiefer einlassen will oder kann. Auch zeigt sich im Gesamtkontext des Interviews NELKE, dass es für die Pflegefachperson bedeutsam und mit den Jahren wichtiger geworden ist, Momente zu teilen (vgl. Interview NELKE). Für das **Dazwischen** ist der Aspekt der Teilhabe oder des gemeinsamen Erlebens der Lebenswelt bedeutsam, obwohl er nur in zwei Interviews in dieser Deutlichkeit hervortritt.

VI.2.10. Metaphorische Konzepte des Trainings

Interview NELKE	Interview TULPE
Dazwischen ist Training	Dazwischen ist Training

Tabelle 13: Metaphorische Konzepte des Trainings (eigene Darstellung)

Beide Pflegefachpersonen arbeiten auf einer chirurgischen Station. In diesem Bereich geht es in der Behandlung um die Wiedererlangung von

Fähigkeiten, die durch Training wiedererlangt werden können. Eine Trainer:in ist jemand, der oder die anspornt, ein Ziel im Kopf hat und einen Plan zur Zielerreichung verfolgt. Für das **Dazwischen** hat es insofern Bedeutung, dass sich aus der Rolle oder Haltung der Trainer:in andere Konsequenzen für die Zwischenwelt zeigen. Es geht hier nicht primär darum, Wohlfühlen herbeizuführen und Bedürfnisse zu erfüllen, sondern aus pflegerischer Sicht um ein professionell geleitetes Heranführen an Grenzen und deren Erweiterung.

VI.2.11. Metaphorische Konzepte aus der Physik

Interview NELKE	Interview SONNENBLUME
Dazwischen ist physikalische Größe	Dazwischen ist Elektrizität

Tabelle 14: Metaphorische Konzepte aus der Physik (eigene Darstellung)

Kraft und Energie als physikalische Größen beschreiben im Interview NELKE die nicht sichtbare Arbeit der Pflegefachperson im Umgang mit schwachen und vulnerablen Personen. Das metaphorische Konzept mit der Metaphorik der Elektrizität war ein starkes Bild, das sich der Forscherin erst ganz zum Schluss offenbarte. Es ergänzt das Bild der Kraft und Energie als physikalische Größe im Umgang mit dem **Dazwischen**. Ein interessanter Aspekt, der zu weiterer Erforschung Anlass gibt, ist, dass dieses Bild von Pflegefachpersonen mit langjähriger Erfahrung benutzt wurde. Beide Pflegefachpersonen haben 20 Jahre Berufserfahrung. Ein Hinweis könnte man im Interview NELKE finden:

> „Ich glaube, dass das einfach auch so ein Prozess ist, erstmal von Erfahrung und wie man seinen Alltag auch füllt. So eine Art Sinnfindung auch. Das ist eine bestimmte Phase in seinem Leben. Das habe ich mit Anfang 20 nicht gehabt. Dass ich zumindest nicht auf Station ausgelebt hab mit dem Patienten. Das war eine ganz andere Art mit Menschen umzugehen. Oder nicht so wichtig. Da hatte ich einen ganz anderen Fokus. Und mittlerweile, dadurch dass die Arbeit so in den Hintergrund, die ganze Routine, der ganze business as usual so in den Hin-

tergrund, also nicht in den Hintergrund, das steht natürlich im Vordergrund, aber so Routine geworden ist, hat man andere Prioritäten. Oder geht wertvoller oder anders mit den Momenten um, die man mit den Leuten teilt. Früher war ich glaube ich viel mehr bei mir oder bei meiner Planung, was ich nach dem Dienst mache, oder vor dem Dienst. Da war mir diese Interaktion mit dem Patienten nicht so wichtig. Oder nicht so bewusst." (N#547–558).

VI.3. Zusammenfassung

Auffallend bei der Analyse ist, dass die beruflich Pflegenden aus dem chirurgischen Fachgebiet deutlich stärker für das *Dazwischen* Metaphern der Kontrolle und der Überwachung benutzen, als die Pflegefachperson aus dem internistischen Fachbereich.

Grundsätzlich konnten in allen Interviews metaphorische Konzepte des Spürens, der Gefühle und des Gespürs gebildet werden. Das zieht sich auch durch andere metaphorische Konzepte. Ein inniges Verhältnis, das als solches als intim, intensiv oder warm und sicher erlebt wird, ist offensichtlich in fast allen Interviews zu finden. Auch wenn auf den ersten Blick eine Art Distanz gewahrt wird, zeigt sich ein nachhaltiger Eindruck, den Patient:innen bei Pflegefachpersonen hinterlassen, der sich in der Ambiguität des einerseits fachlichen, professionellen Verhältnisses und andererseits des außergewöhnlichen Verhältnisses zeigt, das geprägt ist durch Intimität und Verbundenheit.

Wenn auch eher schwach und nicht bei allen Interviews tritt das metaphorische Konzept des Mütterlichen zutage. „Abnabeln" als Metapher verdeutlicht zusätzlich die extreme Nähe und Abhängigkeit der Patientinnen zur Pflegefachperson.

Diese Ambiguität des Nahe-Distanz-Aspekts pflegerischen Handelns zeigt einen wesentlichen Aspekt pflegerischen Handels auf. Der in der nun anschließenden Diskussion noch einmal aufgegriffen werden soll.

VII. Diskussion

VII.1. Diskussion der Ergebnisse an der eingeschlossenen Literatur

Die in VII dargestellten Ergebnisse zeigten zum Teil Anschlussfähigkeit an der eingeschlossenen Literatur, zum Teil zeigten sie neue Erkenntnisse.

Die Ergebnisse der metaphorischen Konzepte des Spürens, des Gefühls und des Gespürs zeigen offensichtliche Anknüpfungspunkte zu den Themen der gefunden Literatur.

Der Themenbereich Person-sein, wie er bei Zeiler (2014) oder Fuchs (2010) (vgl. Kap III.2.3.) diskutiert wurde, zeigte sich in keinem der geführten Interviews. In der eingeschlossenen Literatur beziehen sich die Beiträge, die diesen Themenbereich einschlossen, auf die Arbeit mit Menschen mit Demenz. Keine der interviewten Pflegefachpersonen in dieser Arbeit hatten offensichtlich einen bedeutsamen Bezug zu diesem Arbeitsfeld.

Hülsken-Giesler versteht den Leib als „Proprium der Pflege" und betont damit die zentrale Stellung des Leibes im pflegerischen Handeln als Zugang zum Anderen. In den untersuchten Interviews zeigen sich durchgehend metaphorische Konzepte des Spürens als Zugang zum anderen, der als zwischenleibliches Geschehen verstanden werden kann. Die metaphorischen Konzepte **Dazwischen ist Elektrizität, Dazwischen sind Gefühle als Dinge, Dazwischen ist Gespür, Dazwischen ist ein In-den-Raum-tasten** zeigen die leibliche Bewegung im pflegerischen Handeln und den Zugang zum Anderen und seinem nicht offensichtlichen oder ausgesprochenen Anspruch an die Pflegefachperson. In unklaren Situationen, die geprägt sind von einem „Gefühl, irgendwas ist da glaub ich nicht richtig." (T# 12/13) deuten auf die „(..) präreflexiv geteilte Körperlichkeit (...), durch die sich Selbst und Anderer erst aus der Zwischenerfahrung bilden." (Hülsken-Giesler 2008:88). Dies ist unter anderem in dem metaphorischen Konzept **Dazwischen ist Übertragung** aus dem Interview ROSE zu finden. In für die Patient:in lebensbedrohlichen Zuständen erlebt die Pflegefachperson körperliche Empfindungen, die im Kontext der Situation der Patient:in entstehen. Auch das metaphorische Konzept **Dazwischen ist eine Barriere** ist hier anzusiedeln.

Zwischenleiblichkeit als aus den in wechselseitigen Bezügen korrespondierenden offenen Leibern gebildete Sphäre des Zwischen (vgl. Hülsken-Giesler 2008:87f), ist ebenfalls in den metaphorischen Konzepten zu finden, dies überwiegend in den metaphorischen Konzepten **Dazwischen ist ein enges Verhältnis, Dazwischen ist ein sicherer, warmer Raum, Dazwischen ist ein intensives Verhältnis, Dazwischen ist ein in-den-Raum-tasten.**

Aus der Besonderheit des Verhältnisses des gebildeten Raumes zeigt sich diese „in wechselnden Bezügen korrespondierenden offenen Leibern gebildete Sphäre des Zwischen" (ebd.). Deutlich wird es auch im Interview NELKE mit den Aussagen: „wenn ich dann reingehe, dass man das einfach spürt, ob das gerade passt oder nicht" (N#67/68) oder „Die müssen schon sehr offen sein" (N#148).

Die Pflegefachperson öffnet den Raum und schafft die Möglichkeit der Offenheit, wie im Interview SONNENBLUME mit dem metaphorischen Konzept **Dazwischen ist ein sicherer, warmer Raum.** Die Offenheit der Pflegefachperson taucht nur marginal in einzelnen Äußerungen, jedoch in keinem Interview als metaphorisches Konzept auf. Dies könnte ein möglicher Hinweis auf ein weniger reflektiertes leibliches Geschehen sein.

Auch die Ausführungen von Weidert finden sich in den Ergebnissen wieder. Obwohl Weidert das Konzept der zwischenleiblichen Resonanz auf die Arbeit mit Menschen mit Demenz bezieht, zeigten die metaphorischen Konzepte des Spürens, Gefühl und Gespür in dieser Arbeit ebenfalls das Erleben der zwischenleiblichen Resonanz, so wie die metaphorischen Konzepte des Aufspürens von Nicht-Ordnung das Resonanzgeschehen in der pflegerischen Interaktion hervorhoben. Gefahr oder Nicht-Ordnung resoniert in der Leiblichkeit der Pflegefachpersonen *als irgendetwas stimmt da nicht* (vgl. Interview TULPE, LILIE). Auch im Erleben und

Empfinden der Pflegefachperson aus dem Interview NELKE zeigt sich die zwischenleibliche Resonanz, wie sie Weidert beschreibt. Nicht sichtbar, aber auch weil es in den Interviews nicht thematisiert wurde, ist der präventive Aspekt bewusst erlebten zwischenleiblichen Resonanzgeschehens, wie er von Weidert vermutet wird.

Die gemeinsam geteilte Lebenswelt wie in den Ergebnissen der Beiträge von Vouzavali et al. (2011), Sundin/Jansson (2003) und auch Herholdt-Lomholt (2019) aufgeführt wird, zeigt sich direkt als metaphorisches Konzept in den Interviews NELKE und ROSE. Insbesondere in den metaphorischen Redewendungen wie: „ich teile mit denen ja diesen Moment," (N#574/575) oder aber in den metaphorischen Narrationen des Interviews ROSE, in der die Pflegefachperson an der Freude an den Olympischen Spielen mit der Patient:in offensichtlich Teil hat. Aber auch **Dazwischen als enges Verhältnis** oder **Dazwischen als intensives Verhältnis** deutet auf eine solche gemeinsam geteilte Lebenswelt hin. Exemplarisch dafür steht auch die Aussage aus dem Interview LILIE: „über diese Zeit wird der Patient dann halt auch immer wichtiger für einen" (L#449/45). Die von Herholdt-Lomholdt dargestellte Ebene des Überschusses an Bedeutsamkeit (vgl. Herholdt-Lomholdt 2019) zeigt sich in metaphorischen Konzepten des Spürens, der Gefühle und des Gespürs. In diesen Konzepten wird offensichtlich, dass die interviewten Pflegefachpersonen nicht nur das Sichtbare in Augenschein nehmen, sondern geleitet durch ihr eigenes Empfinden den Überschuss an Bedeutung der jeweiligen Situation wahrnehmen und auch Konsequenzen des Handelns zulassen.

Grundlegend für das Schaffen von Vertrauen wird bei Vouzavali et al. die Verbindung zur Patient:in gesehen. In dem metaphorischen Konzept **Dazwischen ist ein sicherer, warmer Raum** aus dem Interview SONNENBLUME zeigt hier eine deutliche Parallele auf. Auch für die metaphorischen Konzepte des Spürens, der Gefühle und des Gespürs können Anknüpfungspunkte zu den Ergebnissen von Vouzavali et al. gezogen werden. Das Bild des Synzytiums (Vouzavali et al. 2011) aus dem Beitrag zeigt eine tiefe Verbundenheit und Nähe zur Patient:in, die einerseits in den metaphorischen Konzepten des Verhältnisses/Beziehung/Zwischenraum/Lebenswelt wiedergefunden werden mit den metaphorischen Konzepten **Dazwischen ist ein enges Verhältnis** (Interview TULPE), **Dazwischen ist ein sicherer, warmer Raum** (Interview SONNENBLUME), **Dazwischen ist ein intensives Verhältnis** (Interviews LILIE), **Dazwischen ist ein intimer Raum** (Interview NELKE), **Dazwischen ist gemeinsam geteilte Lebenswelt** (Interview NELKE), **Dazwischen ist teilhaben an der Lebenswelt der Patient:in** (Interview ROSE)

Und zeigt sich andererseits auch in den metaphorischen Konzepten des Spürens, des Gefühls und des Gespürs zeigen. Einzelne metaphorische Redewendungen wie:

> „Und umso fitter sie werden, umso mehr können sie sich ja wieder abnabeln." (T#36/37)

> „wächst einem ans Herz, weiß ich nicht, ob man sowas sagen kann" (T#215/216)

> „wenn man aus dies/ so ein Fehler dann halt einen Patienten verliert" (L#427/428)

verdeutlichen hier das vergleichbare Bild.

Dennoch sollte der Unterschied nicht unerwähnt bleiben, und das zeigt sich auch in den Ergebnissen, der Untersuchung von Vouzavali et al. mit Pflegefachpersonen aus dem Intensivbereich. Hier wurden mehrere Interviews mit einer Pflegefachperson geführt, die wesentlich länger waren als die Interviews der vorliegenden Untersuchung. Zusätzlich ist vielleicht nicht unerheblich, dass es sich um Pflegefachpersonen aus dem griechischen Kulturraum handelt, die möglicherweise aufgrund ihres kulturellen Hintergrundes eine andere, vielleicht sogar emotionalere Art und Weise des Ausdrucks wählen.

Das in der eingeschlossenen Literatur in drei Beiträgen gefundene *Mit-Sein* ist ebenfalls in den metaphorischen Konzepten der fünf Interviews wiederzufinden (vgl. Interview SONNENBLUME; Interview ROSE; Interview NELKE).

Sundin und Jansson stellen fest:

> „Understanding and being understood demands still more. The intersubjective relationship between the care provider and the patient in our study further includes sharing the patient's experiences and feelings through affect attunement and communion" (Sundin/Jansson 2003:113)

Dies ist auch in den metaphorischen Konzepten **Dazwischen ist gemeinsam geteilte Lebenswelt** und **Dazwischen sind Momente** aus dem Interview NELKE wiederzufinden. Die Pflegefachperson spricht hier von gemeinsam geteilten Momenten und Energie (vgl. Interview NELKE). An dieser Stelle wäre eine intensivere Befragung der Pflegefachperson aus dem Interview NELKE interessant, inwieweit das Teilen der Energie möglicherweise eine vergleichbare Erlebnisweise zeigt, wie Sundin und Jansson es beschreiben.

Ein- bzw. Abstimmung durch Berührung und Blick als eines der Hauptthemen in der eingeschlossenen Literatur zeigt sich in den metaphorischen Konzepten **Sehen ist Kontrolle und kann Ordnung überprüfen, Dazwischen ist Kontrolle durch Sehen, Sehen ist Kontrolle und Augen sind ein Kontrollorgan.** Ebenso wie in den Ergebnissen der eingeschlossenen Literatur ist der Blick ein wichtiger Verbindungkanal zur Patient:in (vgl. Sundin/Jansson 2003; Vouzavali et al. 2011; Harrison et al. 2019).

Synchronizität, wie es aus den Beiträgen hervorgeht (Sundin/Jansson 2003; Fuchs 2010; Vouzavali et al. 2011; Zeiler 2014; Puurveen 2017; Harrison et al. 2019; Herholdt-Lomholdt 2019), ist nur im Interview SONNENBLUME in dem metaphorischen Konzept des **Dazwischen ist ein sicherer, warmer Raum** zu vermuten, wenn die Pflegefachperson von fließenden Bewegungen während der Grundpflege spricht. Den Begriff der Choreographie konnte Puurveen nur durch Videoaufnahmen und anschließender gemeinsamer Auswertung mit den Pflegefachpersonen herausarbeiten. Möglicherweise war in der vorliegenden Untersuchung die Herangehensweise für die Pflegkräfte zu oberflächlich, so dass Erkenntnisse, die eines Feedbacks wie zum Beispiel durch eine Videoaufnahme und einer Reflexion des eigenen Handelns bedürfen, nicht zum Vorschein kommen konnten.

Das Thema Verletzlichkeit, wie es bei Petherbridge auftaucht, kann schon einem Vergleich mit den Konzepten von Verhältnis/Beziehung/Zwischenraum/Lebenswelt standhalten. Hier sticht in besonderer Weise das metaphorische Konzept **Dazwischen ist ein intimer Raum** aus dem Interview NELKE und das metaphorische Konzept **Dazwischen ist ein sicherer, warmer Raum** aus dem Interview SONNENBLUME hervor. In beiden metaphorischen Konzepten klingen Verletzlichkeit und Offenheit an, wie auch Petherbridge es darstellt. Allerdings aus der hier untersuchten Perspektive der Pflegefachpersonen wird die Offenheit nur für die Patient:innen thematisiert. Eine Offenheit und Verletzlichkeit wie Petherbridge es auch aus der Perspektive der Pflegefachpersonen fordert (vgl. Petherbridge 2019) wird von den Pflegefachpersonen wenig beschrieben und sind zumindest als metaphorische Konzepte nicht greifbar. In Bezug auf Sympathie äußert die Pflegefachperson aus dem Interview TULPE, dass sie anders auf die Menschen zugehe (vgl. T#109/110), was im allgemeinen Sprachgebrauch oft auch eine gewisse Offenheit ausdrückt. Am ehesten ist diese von Petherbridge geforderte Offenheit im Interview NELKE zu finden im metaphorischen Konzept **Dazwischen ist gemeinsam geteilte Lebenswelt.** Das Teilen von Momenten und Energie impliziert auch eine Offenheit im Sinne von sich auch von den Momenten berühren zu lassen.

Zwischenleiblichkeit als Grundlage eines sinnverstehenden Sprach- und Wahrnehmungshandelns (vgl. Böhnke 2010:115) wie Böhnke es aufzeigt, findet sich in den *metaphorischen Konzepten der Ordnung und der Kontrolle* wieder, in denen präreflexiv Zusammenhänge und Notwendigkeiten verstanden werden. Aber auch in metaphorischen *Konzepten „Spüren, Gefühle, Gespür"* wird Sinnverstehen auf der Grundlage der Zwischenleiblichkeit erfahren. Das von Böhnke als zentral erwähnte mit anderen geteilte Feld, das dadurch erzeugt würde, dass die eigene Subjektivität auf den Anderen gerichtet würde, als die Transzendenz des Leibes bei Merleau-Ponty beschrieben, findet sich in allen metaphorischen Konzepten Verhältnis/Beziehung/Zwischenraum/Lebenswelt wieder. Hier insbesondere in den jeweiligen metaphorischen Konzepten der Interviews NELKE und SONNENBLUME, aber auch in den metaphorischen Konzepten des Spürens, des Gefühls und des Gespürs, die einen Zugang der Pflegefachpersonen offensichtlich machen.

Harrison et al. sehen das Erreichen einer tiefen zwischenmenschlichen Beziehung durch das leibliche Einstimmen. Als metaphorisches Konzept aus der Perspektive beruflich Pflegender konnte dazu kein metaphorisches Konzept gebildet werden. Die Frage nach dem „intercorporal-load" (Harrison et al. 2019:13), den Harrison et al. vermuten, zeigt sich an den Äußerungen der Pflegefachperson aus dem Interview ROSE, dass sie manche Patient:innen mit nach Hause nähme.

Fuchs untersucht in dem eingeschlossenen Beitrag Leiblichkeit und Leibgedächtnis im Kontext der Demenzerkrankung. Seine Ausführung zur Zwischenleiblichkeit lässt jedoch aus dem Kontext gehoben viele Anknüpfungspunkte zu den Ergebnissen der hier durchgeführten Metaphernanalyse zu.

> „Sobald wir mit einem anderen Menschen in Kontakt treten, interagieren unsere Körper miteinander, tasten sich fortwährend ab, lösen subtile Empfindungen ineinander aus. Wir geraten in eine Art Kräftefeld, in eine eigenständige Sphäre von Wechselwirkungen; unsere Körper verstehen einander, ohne dass wir genau sagen können, wodurch und wie das geschieht." (Fuchs 2010:236).

Vor allem in den metaphorischen Konzepten des Spürens, des Gefühls und des Gespürs, die aus allen Interviews gebildet werden konnten, zeigt sich hier das Auslösen subtiler Empfindungen. Im metaphorischen Konzept **Dazwischen ist Übertragung** aus dem Interview ROSE benutzt die Pflegefachperson diverse metaphorische Redewendungen: „man war die ganze Zeit so *ein bisschen hibbelig*, weil man halt ihm natürlich gerne den Beutel angeschlossen hätte", (R#271/272) oder „wie so *eine kleine Verkrampfung, die dann in deinem Körper stattfindet*, dass du denkst, ok, irgendwas stimmt hier nicht, *dass du dich einmal total anspannst*" (R#234–236)

Genauso im Interview NELKE: „Ich glaube, es findet wirklich a*lles im Bauch oder der Herzgegend statt.*" (N#308) oder „Im positiven Sinne, *dass sich das so weitet* eher" (N#205). Hier werden deutlich körperliche Empfindungen benannt. Die Pflegefachperson aus dem Interview LILIE spricht von weniger körperlich orientierten Empfindungen „da gibt's auch *eine Nervosität vielleicht so eine Unsicherheit*" (L#326/327). In allen Interviews gibt es Hinweise auf diese subtilen Empfindungen, die in einer Situation, ob eine angenehme Situation bzw. Begegnung oder eine unangenehme, ausgelöst werden.

Zwar können Parallelen zwischen Teilaspekten der metaphorischen Konzepte des Aufspürens von Nicht-Ordnung zu verschiedenen Beiträgen gezogen werden, wie schon erfolgt; der Aspekt der Überwachung und Kontrolle, wie er sich hier durch die identifizierten metaphorischen Redewendungen und Metaphern in den Interviews zeigt, konnte in der eingeschlossenen Literatur nicht gefunden werden. Ganz ähnlich verhält es sich mit den metaphorischen Konzepten des Spürens, des Gefühls und des Gespürs. Die Untersuchungen aus der eingeschlossenen Literatur bezogen sich auch viel deutlicher auf den interaktiven Aspekt und auf den Themenbereich Beziehung, während in der hier durchgeführten Untersuchung der Fokus auf das Empfinden gelegt wurde.

VII.2. Diskussion der Ergebnisse vor dem Hintergrund der theoretischen Grundlagen

Der Ausgangspunkt dieser Arbeit war das Konzept der Zwischenleiblichkeit, wie ihn Merleau-Ponty herausgearbeitet hat, und dessen Weiterentwicklung durch Bernhard Waldenfels und Thomas Fuchs. Im Folgenden sollen nun die Ergebnisse der Untersuchung vor dem Hintergrund dieser Ausführungen diskutiert werden.

Es konnten 41 metaphorische Konzepte aus den identifizierten metaphorischen Redewendungen und Metaphern gebildet werden. In einem Vergleich wurden vergleichbare Konzepte zu 11 gemeinsamen Bedeutungsbereichen zusammengefasst.

Die erste Bündelung der metaphorischen Konzepte aller Interviews ergibt den Bedeutungsbereich des Spürens, des Gefühls und des Gespürs.

In allen Konzepten zeigt sich das Empfinden als ein Spüren, Gespür oder Gefühl. Zum Teil in der Metaphorik der Verdinglichung, in dem man das Gefühl hat oder damit ins Zimmer geht (vgl. Interview TULPE) oder ein Gespür hat, bekommt und es als gut oder schlecht bezeichnet (vgl. Interview LILIE). Spüren ist auch ein Empfinden von zwischenleiblichen

Ereignissen auf einer direkten körperlichen Ebene, körperliches Spüren von Anspannung in für die Patient:in lebensbedrohlichen Zuständen (vgl. Interview ROSE), leibliches Empfinden beschrieben als ein Spüren, ob es passe, jetzt im Raum zu sein, als ein leibliches in den Raum Hineintasten. Hier zeigt sich deutlich, was Merleau-Ponty meinte mit „(...) eben mein Leib ist es, der den Leib des Anderen wahrnimmt, (...)" (Merleau-Ponty 2010:405). Der Leib der Pflegefachperson nimmt das Befinden der Patient:in wahr. In manchen Situationen getrieben von dem Gefühl oder etwas Unbestimmbaren:

> „weil mein Gefühl mir sagt, ich muss dem noch mal nachgehen." (T#198/199).

> „weil ich manchmal das Gefühl hab, ok, hier stimmt irgendwas nicht" (L#290/291)

> „und dachte (..) irgendwas gefällt mir nicht, also das ist wirklich so ein Bauchgefühl." (R#214/215).

Die Zwischenwelt wird von Merleau-Ponty kreiert als eine gemeinsame Welt, als ein System:

> „Zwischen meinem Bewußtsein und meinem Leib, so wie ich ihn erlebe, zwischen diesem meinem phänomenalen Leib und dem des Anderen, so wie ich ihn von außen sehe, herrscht ein inneres Verhältnis, welches den Anderen als die Voll-endung des Systems erscheinen läßt." (Merleau-Ponty 2010:403f).

Das Empfinden des Befindens der Patient:in geschieht, weil dieser leibliche Zwischenraum existiert. Deshalb kann die Pflegefachperson auch ‚durch Türen hindurch', präreflexiv einen Zugang zur Patient:in haben, wenn sie auf die Impulse aus diesem Zwischenbereich, der Zwischenleiblichkeit bemerken und aufnehmen kann. Dies deutet auch auf Merleau-Pontys Aussagen über die Räumlichkeit des Leibes hin, der die Räumlichkeit des Leibes und das Empfinden in der „affektiven Gegenwart und

Ausdehnung des Leibes“ (Merleau-Ponty 2010:178) verortet, die in der objektiven Räumlichkeit weder ihre zureichende Bedingung finde, noch auch nur ihre notwendige Bedingung habe (vgl. Merleau-Ponty 2010:178). Leiblich können wir beim anderen sein ohne körperlich bei ihm zu sein (vgl. Waldenfels 2016a).

In der Metaphorik der Elektrizität (vgl. Interview SONNENBLUME), die konkret den Zwischenbereich umschreibt, zeigt sich die leibliche Verbundenheit, wie sie Merleau-Ponty verdeutlicht. Die Pflegefachperson aus diesem Interview abstrahiert stärker als die anderen Interviewteilnehmerinnen und beschreibt das Geschehen aus der Metaebene als einen Strom, etwas zwischenmenschlich Fließendes.

> „(...) und wie die Teile meines Leibes ein zusammenhängendes System bilden, bilden somit auch der fremde Leib und der meinige ein einziges Ganzes, zwei Seiten eines einzigen Phänomens, und die anonyme Existenz, deren Spur mein Leib in jedem Augenblick ist, bewohnt nunmehr die beiden Leiber in eins.“ (Merleau-Ponty 2010.:405).

Vergleichbar mit diesem metaphorischen Konzept aus dem Interview SONNENBLUME beschreibt Fuchs das *Dazwischen* ebenfalls in einer vergleichbaren Metaphorik der Physik:

> „In der Tat sind Gefühle räumlich gerichtete und den Leib auch atmosphärisch einschließende Regungen. Ihre Dynamik läßt sich einer Strömung vergleichen, die im Stimmungsraum wie zwischen zwei Polen eines Magnetfeldes hin und her fließt.“ (Fuchs 2000: 229)

Die Pflegefachperson beschreibt das *Dazwischen*:

> „Das ist ja wie ein Strom, der zwischen zwei Menschen ist.“ (S#86/87)

In der Bündelung der metaphorischen Konzepte des Spürens, des Gefühls und des Gespürs zeigt sich das zwischenleibliche Geschehen durch das Empfinden der Pflegefachperson und der Andere erscheint dann „durch eine Ausdehnung dieser ‚Kompräsenz‘, er und ich sind wie die Organe einer einzigen Zwischenleiblichkeit (intercorporéité)." (Merleau-Ponty 2003:256). In der Empfindung des Gefühls, dass etwas nicht stimme (vgl. Interview TULPE; Interview ROSE) oder in der Empfindung der Unsicherheit, Nervosität oder Aufgeregtheit (vgl. Interview LILIE) wird für die Pflegefachperson diese „Kompräsenz" (Merleau-Ponty 2003:256) erlebbar.

Die Ausführungen Waldenfels' lassen sich auch in diesem Komplex der metaphorischen Konzepte *Spüren, Gefühle, Gespür* zeigen. Hier sind es die Aufforderungscharaktere, von denen er spricht, die die Pflegefachperson dazu bringt, dem Empfundenen nachzugehen:

> „weil mein Gefühl mir sagt, ich muss dem noch mal nachgehen." (T#198/199).

Besonders deutlich im metaphorischen Konzept **Dazwischen ist Übertragung** aus dem Interview ROSE zeigt sich Waldenfels Konzept des leiblichen Responsoriums. Das Register der Sensorik, mit der zwischenleibliche Impulse körperlich empfunden werden:

> „man war die ganze Zeit so ein bisschen hibbelig, weil man halt ihm natürlich gerne den Beutel angeschlossen hätte" (R#271/272)

Hier ist auch die Selbstverdoppelung des Fremden im Eigenen deutlich erkennbar. Das Fremde ist im Eigenen erlebbar und es bedarf der „Entsubjektivierung" um das Empfundene als Information für das pflegerische Handeln nutzbar zu machen.

Die Pflegefachperson empfindet „(...) im negativen Sinne, dass es sich alles eher so ein bisschen zusammenzieht" (N#205/206). Das zu verstehen und zu begreifen und nicht als Eigenes zu deuten, zeigt die Nutzung des leiblichen Responsoriums für das pflegerische Handeln. Dabei bleibt in der Zwischenwelt Eigenes eigen und Fremdes fremd:

> „(...) eine Zwischenwelt, in der Eigenes und Fremdes sich verflechten, verknäulen, ineinandergreifen, ohne sich also zu decken, aber auch ohne sich völlig voneinander zu lösen." (Waldenfels 2016a:477).

> Deshalb kann die Pflegefachperson die zwischenleiblichen Impulse aufnehmen, ohne selbst völlig in Angst und Schrecken zu geraten, weil sie nämlich das Fremde, den Impuls aus der Lebenswelt der Patient:in zwar verleiblicht, also leiblich empfindet, aber den Impuls nicht als deckungsgleich mit dem eigenen Empfinden wahrnimmt. Es ist eine sehr eigene Empfindung, eine körperliche Anspannung oder körperlich Weite zu empfinden, in dem Bewusstsein, dass diese Anspannung ein zwischenleiblicher Impuls aus dem zwischenleiblich Fremden ist (vgl. Waldenfels 2016a), kann sie jedoch darauf reagieren.

Bezogen auf Fuchs können wir die zwischenleiblichen Impulse sehen als ein leibliches bei den Dingen sein (Fuchs 2000:21). Die Pflegefachperson ist leiblich bei den zu versorgenden Patient:innen, deshalb kann sie die Brisanz der Situation empfinden, deshalb fühlt sie Anspannung oder ist innerlich „hibbelig" (R#271). Das „Kräftefeld" (Fuchs 2010:236), in das wir geraten, ist eben jene „eigenständige Sphäre von Wechselwirkung" (ebd.), in der die Pflegefachperson die Situation auf einer präreflexiven Ebene empfinden kann:

> „Als Ausdruck ist der Leib keine Attrappe oder eine stellvertretende Signalkonstellation, die das ‚eigentliche' Sein des Anderen nur identifiziert; sondern im Leib erscheint die Person selbst." (Fuchs 2000:244).

Hier wird auch die Bedeutung der körperlichen Resonanz deutlich, wie sie die Situation inspiriert, verdirbt und durchsetzt, ohne in den Vordergrund zu treten (vgl. Fuchs 2017:5). Das Spüren von körperlichen Impulsen, das in einigen metaphorischen Redewendungen als verdinglichtes Gefühl sprachlich konzipiert wird, zeigt die körperliche Resonanz, wie Fuchs sie in seinem Beitrag von 2017, als wesentlichen Bestandteil der zwischenleiblichen Resonanz darstellt. Wir sind körperlich betroffen von der Expression des anderen. Diese Inkorporation ist spezifisches Merkmal des Leibes, der sich ausdehnt und mit seiner Umwelt verbindet (vgl. Fuchs 2017). An den Ergebnissen dieser Untersuchung wird deutlich am Spüren von Ereignissen, das eine Pflegefachperson dazu bringt in ein Patient:innenzimmer zu gehen, obwohl es keinen äußeren Grund gibt.

Der Komplex metaphorischer Konzepte Verhältnis/Beziehung/Zwischenraum/Lebenswelt zeigt ebenso deutliche Anschlussfähigkeit an den theoretischen Rahmen der Zwischenleiblichkeit. Hier wird deutlich, wie die interviewten Pflegefachpersonen den Zwischenraum erleben und gestalten. Die metaphorischen Konzepte machen deutlich, und das war in den Interviews sehr offensichtlich erlebbar, wie schwierig das *Dazwischen* zwischen Pflegefachperson und Patient:in zu greifen ist. Hier zeigt sich die zentrale Stellung des Leibes als spezifisches Merkmal der beruflichen Pflege, wie es Hülsken-Giesler aufzeigt:

> „Vielmehr erhält der Leib als ‚Proprium der Pflege' eine grundlegende Stellung im intersubjektiven Verhältnis von Pflegenden und zu Pflegenden." (Hülsken-Giesler 2008:81)

Zu beschreiben, wie dieses Zwischen ist und erlebt wird, zeigt sich für die meisten als Herausforderung. Es wurde eine eigentümliche Nähe deutlich, die als intensiv (vgl. Interview LILIE), eng (vgl. Interview TULPE) oder auch intim (vgl. Interview NELKE) bezeichnet wird. Diese Nähe ist jedoch nicht eindeutig als Nähe oder nahe stehend zu bezeichnen. Besonders im Interview NELKE zeigt sich das Ringen um eine passende oder treffende Ausdrucksweise. Alle Bilder fassen das Phänomen immer nur partiell (vgl. Interview NELKE). Das Besondere an der engen Verbindung zu Patient:innen, für die man Sorge trägt, ergibt sich auch aus der zeitlichen Komponente. Eine Beziehung, wie man sie in privaten Bereichen erlebt oder auch mit Kolleg:innen haben kann, erwächst in den meisten Fällen daraus, Zeit zu haben. Die Beziehung, das Verhältnis zu Patient:innen ist häufig direkt sehr nahe oder auch auf eine gewisse Art intim (vgl. Interview NELKE). Auf der leiblichen Ebene, die als spezifisches Merkmal pflegerischen Handelns darin prominent ist, geschieht eine Öffnung. Dadurch werden Pflegefachpersonen durch präreflexive Empfindungen zu möglicherweise lebensrettenden Reaktionen geführt. Die Pflegefachperson öffnet sich leiblich. In der Schwierigkeit des Beschreibens zeigt sich auch in den metaphorischen Konzepten die Unfasslichkeit des Leibes, der sich immer wieder auch entzieht (vgl. Merleau-Ponty 2010; Waldenfels 2016a). In einer sozialen Institution, die ja das Krankenhaus ist, wird Sozialität vorausgesetzt. Das Ineinander des Fremden und Eigenen im Zwischenleiblichen überschreitet formierte, organisierte und institutionalisierte Sozialität (vgl. Waldenfels 2016a), was in den metaphorischen Konzepten der Interviews deutlich wird. Es ist mehr als nur ein Pflege-Patient:in-Verhältnis, wie es die Institution vorgibt:

> „Ich kann eben diese Beziehung nicht genau/ Patient – Pflegekraft/ das klingt immer so abstrakt, das ist es für mich halt gar nicht." (N#122–124).

Mit dem metaphorischen Konzept **Dazwischen ist ein sicherer warmer Raum** aus dem Interview SONNENBLUME zeigt sich die Gestaltung des Zwischenraums durch die Pflegefachperson. Sie gestaltet die Zwischenwelt, das *Dazwischen,* und geht mit dem Fremden, das die Patient:in möglicherweise einbringt, mit Akzeptanz und Wohlwollen um:

> „Das irgendwie ausleben können, und wissen, dafür werden sie jetzt nicht irgendwie ausgeschimpft, angemacht" (S#130/131)

Damit sticht die Pflegefachperson aus dem Interview SONNENBLUME allerdings heraus, was für die Orientierung des Handelns einen interessanten Unterschied darstellt. Als einzige der fünf Pflegefachpersonen arbeitet sie im internistischen Bereich, der möglicherweise auch anderes von den Pflegefachpersonen fordert als der chirurgische Bereich in seiner heutigen Konzeption es tut. Sie begegnet den Ansprüchen des Fremden mit einer professionellen Haltung, die das Eigene hier verändert. Eigenes wird dabei eher zu einem professionellen Eigenen, das geprägt ist von Akzeptanz. Es erfordert eine Reflexion und Bewusstmachung, weil in diesem Rahmen ein direktes leibliches, unreflektiertes Reagieren auf das Fremde als Patient:in dem Ziel nicht zugänglich ist.

In der zwischenleiblichen Resonanz wie Fuchs sie darstellt, hat das eigene Wohlbefinden eine Bedeutung für die Qualität des *Dazwischen.* Es ist nicht unbedeutend für die pflegerische Versorgung, ob die Pflegefachperson sich wohl fühlt. Aspekte des sich Willkommen-fühlens, des Wohlfühlens, sind in den Interviews LILIE, NELKE und SONNENBLUME im Zusammenhang mit dem Bereich Verhältnis/Beziehung/Zwischenraum/Lebenswelt bedeutsam.

Die Bündelung der metaphorischen Konzepte der Ordnung und Kontrolle erscheint für Pflegefachpersonen aus dem chirurgischen Bereich ein bedeutsamer Bestandteil des pflegerischen Handelns. Dabei ist der Blick als Register des leiblichen Responsoriums, wie Waldenfels es darstellt, häufig erwähnt. In drei der fünf Interviews konnten durch die Häufung metaphorischer Redewendungen Konzepte gebildet werden, die das Sehen im metaphorischen Sinne als Kontrolle darstellen:

> „das geht dann wirklich um Augenkontakt, dass man sich anguckt, und dass man das dann merkt." (N#72/73)

> „irgendwas sagt einem, ich muss noch mal gucken gehen" (T#27/28)

> „wenn ich dann reingehe ins Zimmer und mir die ganzen Patienten direkt angucke, ne!" (R#438/439)

Metaphorische Konzepte aus dem Bedeutungsbereich der Ordnung erscheinen hier als Bild des detektivischen Aufspürens, des Überwachens. Auch hier finden wir wieder Register des leiblichen Responsoriums (vgl. Waldenfels 2016a) und auch die von Fuchs dargestellte zwischenleibliche Resonanz.

In zwischenleiblicher Resonanz erfährt die Pflegende einen Eindruck des Geschehens auf der leiblichen Ebene, die ihren eigenen Ausdruck in körperlichen Empfindungen findet und das Handeln dann im Weiteren leitet. Insofern sind eigene körperliche Empfindungen bedeutsam für das Wahrnehmen zwischenleiblicher Geschehnisse. Hier zeigt sich auch auf eine Art Waldenfels' Vorwurf an Herman Schmitz berechtigt, dass Körper und Leib nicht trennbar seien und die Konstruktion des Leibes als eigene Sphäre nicht haltbar sei (vgl. Waldenfels 2016b). Ordnung oder Nicht-Ordnung ist für die Pflegefachpersonen aus den Interviews eine wichtige Orientierung im Handeln. Der Aspekt des Spürens scheint hier wieder durch. Diese Art der Ordnung hat im pflegerischen Alltag nicht immer mit Parametern und Fakten zu tun, sondern es zeigt sich, dass vorreflexives Erleben oft vor Parametern Veränderungen anzeigen können (vgl. Interview ROSE; Interview TULPE).

Im Bedeutungsbereich des Aufspürens von Nicht-Ordnung und der Kontrolle zeigt sich auch das leibliche Empfinden als eine Art Werkzeug des pflegerischen Handelns, was seine zentrale Stellung als „Proprium der Pflege“ (Hülsken-Giesler 2008:81) wie Hülsken-Giesler und Uzarewicz/Uzarewicz (2005) es darstellen, unterstreicht. Präreflexiv können Impulse aus der Zwischenleiblichkeit „in der Eigenes und Fremdes sich verflechten, verknäulen, ineinandergreifen, ohne sich also zu decken, aber auch ohne sich völlig voneinander zu lösen.“ (Waldenfels 2016a:477), wahrgenommen werden. Bedeutsam ist hier, dass das Fremde als Fremdes erfahrbar bleibt. Denn nur so kann im pflegerischen Alltag der Impuls als einer von woanders her erkannt werden. Die Empfindungen, von der die Pflegefachperson aus dem Interview LILIE in bedrohlichen Situationen spricht, können sehr schnell fälschlicherweise als Eigenes verstanden werden:

> „da gibt's auch eine Nervosität vielleicht so eine Unsicherheit“ (L#326/327)

Hier zeigt sich die Bedeutung des personalen Raums, wie Fuchs ihn konstruiert (vgl. Fuchs 2000), als zentral. Das Innehalten und kurze Stocken als Wesensmerkmal der Reflexion hilft quasi, das Fremde vom Eigenen zu differenzieren.

Die Bündelung metaphorischer Konzepte des Weges zeigt in vier von fünf Interviews die Dynamik der Zwischenleiblichkeit, die sehr stark bei Waldenfels im Rahmen des leiblichen Responsoriums deutlich wird. Dieses zeichnet Waldenfels als ein leiblich verankertes Hin und Her von Ansprüchen und Antworten. Nicht nur dort, aber dort sehr stark, findet sich das in der Metaphorik des metaphorischen Konzepts **Dazwischen ist Hin und Her** im Interview TULPE:

> „und es kommt gar nichts zurück“ (T#55/56)

> „dann kommt von ihm natürlich auch was anderes zurück“ (T#348)

„Dann hat man das gleich wieder zurückgekriegt," (T#75/76)

Die Metaphorik des Weges zeichnet sich für das *Dazwischen* und damit für die Zwischenleiblichkeit als etwas Lineares aus, das so erst mal in keinem der theoretischen Konzepte zu finden ist. Fuchs spricht von einem Kräftespiel (Fuchs 2010) und Waldenfels von der Zwischenwelt (vgl. Waldenfels 2016a). Was aber in diesen metaphorischen Konzepten deutlich wird, ist die Verbindung, die auch meistens eine Öffnung hervorbringt, eine Öffnung im Sinne eines Empfangens von Impulsen auf dieser Linie (Weg, Spur oder Strom). Im Sinne der zwischenleiblichen Konzepte wird jedoch eine Öffnung vorausgesetzt, die die Pflegefachpersonen nicht immer so erleben. Möglicherweise könnte man hier mit dem Fremden argumentieren. In einer als nicht offen erlebten Situation, wenn der Zugang nicht da ist, wie es im Interview TULPE aus dem metaphorischen Konzept **Dazwischen ist Zugang durch Offenheit** oder im Interview Sonnenblume als **Dazwischen ist Eingang** oder als **Dazwischen ist eine Barriere** metaphorisiert wird, zeigt sich das Fremde als Fremdes in seiner ganzen Konsequenz. Wenn Zwischenleiblichkeit als grundsätzlich offen verstanden wird, stehen wir hier natürlich ratlos da. Den Weg da heraus findet man in der phänomenologischen Betrachtung. Es ist, weil es ist und nicht, weil es in bestimmter Weise ist. Aus der Offenheit der Pflegefachperson, die in den Interviews nur marginal angesprochen wird, entsteht das Wahrnehmen auch von Barrieren und von Nicht – Offensein. Es ist für den Anderen leiblich empfindbar, dass, wie es in dem metaphorischen Konzept **Dazwischen ist Elektrizität** konzipiert ist, da ein Fließendes ist. Das wird durchaus positiv bewertet. Doch ohne Bewertung ist auch eine Barriere etwas, was dazwischen ist und deshalb zwischenleiblich erfahrbar. Waldenfels stellt fest, der Andere habe „(...) zu meinen Erlebnissen Zugang (...), ob ich den Zugang gewähre und erleichtere oder nicht." (Waldenfels 2016b:477). Deshalb kann man einerseits feststellen, dass das Erschweren des Zugangs durch den Anderen durchaus real sein kann, aber diesen letztendlich nicht verhindern kann. In dem Zusammenhang kann auch der Komplex der metaphorischen Konzepte, die den Menschen bzw. die Patient:in als geschlossenes System metaphorisieren, gesehen werden. Die Patient:in als Gefäß, Behälter oder Raum zeigt das zunächst als fremd und nicht erreichbar konzipierte Bild, das sich auch in den metaphorischen Konzepten des Eingangs oder Zugangs widerspiegelt.

Dem gegenüber steht das metaphorische Konzept **Dazwischen ist Übertragung** aus dem Interview ROSE. Hier ist keine Barriere thematisiert und die Offenheit der Pflegefachperson als gegeben angenommen, weil sich Empfindungen übertragen (vgl. Interview ROSE).

Metaphorische Konzepte der Lebenswelt zeigen in unterschiedlicher Art Nähe. In den Interviews ROSE und NELKE ein einerseits nur Teilnehmen an der Lebenswelt und andererseits ein gemeinsames Erleben. Hier und auch in den metaphorischen Konzepten aus dem Komplex Beziehung/Verhältnis/Zwischenwelt/Lebenswelt zeigt sich, was Waldenfels als „wirkliches Drama" (Waldenfels 2016b: 477) bezeichnet, „das nicht mehr die Einzelnen füreinander inszenieren, sondern in dem jeder mitspielt." (ebd.)

Fuchs beschreibt die Zwischenwelt als Kräftefeld:

> „Sobald wir mit einem anderen Menschen in Kontakt treten, interagieren unsere Körper miteinander, tasten sich fortwährend an, lösen subtile Empfindungen in einander aus. Wir geraten in eine Art Kräftefeld, in eine eigenständige Sphäre von Wechselwirkung; unsere Körper verstehen einander, ohne dass wir genau sagen könnten, wodurch und wie das geschieht." (Fuchs 2010:236).

Hier sind Metaphoriken der Physik anschlussfähig, wie sie in den Interviews SONNENBLUME und NELKE als **Dazwischen ist Elektrizität** (Interview SONNENBLUME) und **Dazwischen ist physikalische Kraft** (Interview NELKE) auftauchen; der Strom als etwas zwischenmenschlich Fließendes oder Energie und Kraft, die gegeben wird.

Ebenso erscheinen metaphorische Konzepte des Gebens und Nehmens als eine Art Kraftübertragung im physikalischen Bild. Es werden nicht Gegenstände gegeben, sondern Kraft, Unterstützung, Zuwendung oder auch Zeit. Auch das metaphorische Konzept **Dazwischen ist Training** aus den Interviews TULPE und NELKE zeigt sich als eine Art Kraftübertragung.

Wesentlich für das pflegerische Handeln zeigen sich die Erkenntnisse bezüglich des personalen Raums, wie Fuchs sie beschreibt (Fuchs 2000). Erst die Reflexion der empfundenen und wahrgenommen Impulse und Geschehnisse aus der Zwischenleiblichkeit macht sie für den pflegerischen Alltag nutzbar. Ein Gefühl der Unsicherheit, wie es die Pflegefachperson aus dem Interview LILIE beschreibt, kann nur in der Reflexion und dem Erkennen als das Fremde, also in der Differenzierung des Eigenen, als Impuls für eine Handlung genutzt werden.

VII.3. Diskussion der Methode der systematischen Metaphernanalyse

Die systematische Metaphernanalyse nach Rudolf Schmitt basiert auf einem soliden methodologischen Fundament. Sie bietet einen guten Rahmen für eine Untersuchung unbewusster Sprachbilder. Die Orientierung an den metaphorischen Schemata hilft, versteckte, wenig offensichtliche Metaphoriken aufzudecken und für das Sinnverstehen nutzbar zu machen. Es ist schon ein faszinierender Prozess, wie sich Schritt für Schritt Bilder entwickeln und dabei die Orientierungen im Handeln sichtbar werden, die man möglicherweise vorher in diesem Ausmaß nicht vermutet hätte. Dabei werden unbewusste Haltungen und Orientierung im Handeln sichtbar und können so auch für das Verstehen auf der Mikro-, Meso- und Metaebene einen wichtigen Beitrag leisten. Dennoch verschwinden einzelne inhaltliche, nicht metaphorische Aussagen, die in einem größeren Kontext ergiebigere Ergebnisse gezeigt hätten, und bleiben ungenutzt. Schmitt selbst hält eine Triangulation mit anderen Methoden für möglich und sinnvoll (vgl. Schmitt 2017). Ein weiterer Aspekt bleibt mit der Methode unentdeckt. Dies bezieht sich auf zwischenleibliche Ereignisse während des Interviews, die aufschlussreich sein könnten. In den Interviews zeigten sich Reaktionen auf Themen, die sich nicht direkt in den Sprachbildern zeigten. Beispielsweise kam es vor, dass Interviewteilnehmerinnen ihre Stimmlage bei den Fragen nach dem Spüren veränderten oder widersprüchlich in Ihren Aussagen waren (vgl. Interview LILIE; Interview NELKE). Für das Selbstverständnis des Umgangs mit zwischenleiblichen Geschehnissen und ihre Stellung im derzeitigen pflegerischen Handeln sind solche Reaktionen interessant und bedeutsam und werden von der Methode nicht erfasst.

VIII. Selbstreflexion

Das Durchführen dieses Forschungsvorhabens war ein interessanter Prozess. Der Versuch, offen und möglichst unvoreingenommen an die Arbeit heranzugehen, zeigte zunächst eine Schwierigkeit in der Interviewführung. Da die interviewten Pflegefachpersonen keine Vorkenntnisse über das Konzept der Zwischenleiblichkeit hatten, war es eine Herausforderung, deutlich zu machen, was die Forscherin wissen wollte. Daraus ergab es sich, dass die offene Interviewführung des narrativen Interviews (vgl. Kpl. V.3.) an einigen Stellen schneller in den nachfragenden Teil überging als ursprünglich vorgesehen. Damit hat die Forscherin an einigen Stellen die Themenbereiche vorgegeben. Eine Vorbereitung der Interviewteilnehmer:innen und eine klarere Fragestellung hätten möglicherweise andere metaphorische Redewendungen zutage gefördert. Vielleicht wären auch Teilbereiche als Untersuchungsgegenstand interessant, also nach Unruhe, Freude oder Verbindung konkret zu fragen. Nach den ersten Interviews bemerkte die Forscherin, dass sie mit ihrem Vorverstehen an Erwartungen gebunden war. Dies konnte sie jedoch im Verlauf der Forschungsarbeit auflösen, indem sie in der Analyse der Interviews zunächst alle metaphorischen Redewendungen aus den transkribierten Interviews identifizierte, um im nächsten Schritt solche auszuschließen, die sich nicht auf das *Dazwischen*, wie es in der Frage an die Teilnehmer:innen gestellt wurde, bezogen. Da dies in mehreren Durchgängen durchgeführt wurde, zeigten sich eine Vielzahl unterschiedlicher Darstellungen von Erleben. Während die Forscherin am Anfang des Prozesses noch einigermaßen wertend mit den Daten umging, zeigte sich mehr und mehr im Enddecken eine wesentlich wertfreiere Haltung, die auch zuließ, die Ergebnisse auf einer Metaebene zu betrachten. An einigen Stellen war es schade, dass die Daten *nur* mit der Metaphernanalyse untersucht wurden.

Der Verstehenshorizont der Forscherin, bezogen auf zwischenleibliches Erleben, hat sich im Verlauf der Untersuchung erweitert und zeigte ihr, dass zwischenleibliche Geschehnisse vielfältiger sind als vorher angenommen. Ausgehend von der eigenen Auffassung des *Dazwischens* war es zunächst verwirrend, dass die Pflegefachpersonen ganz andere Themen ansprachen, als von der Forscherin erwartet. Umso faszinierender war dann, dass sich in der Analyse alle Interviews als ergiebig und ergebnisreich zeigten. Das hatte ein noch offeneres Herangehen und weiteres Zurücktreten des eigenen Vorverstehens der Forscherin zur Folge, das sich in einer noch längeren Beschäftigung mit dem Datenmaterial möglicherweise auch noch verstärken würde. Jedes Interview zeigt eine Fülle von Ergebnissen und Deutungsmöglichkeiten. Einzelne Aussagen der Interviewteilnehmerinnen könnten noch tiefgehender an den theoretischen Hintergründen untersucht werden, was jedoch den Rahmen dieser Arbeit sprengen würde. Eine Metaphernanalyse des gesamten Datenkorpus, wie Schmitt es in seiner Untersuchung von 1995 durchführte, könnte auch interessante Ergebnisse zutage fördern.

IX. Gütekriterien

Die Qualität qualitativer Forschung zu bewerten ist ein nicht ganz einfaches Unterfangen und benötigt andere Kriterien als bei einer quantitativen Forschung. qualitative Forschung benötigt valide Bewertungskriterien und kann, nach Steinke, ohne diese nicht bestehen (vgl. Steinke 2017)

Deswegen legen qualitative Forscher:innen eindeutige Kriterien zur Bewertung zu Grunde. Rudolf Schmitt legt die Gütekriterien der qualitativen Forschung auch an die systematische Metaphernanalyse an. Im Folgenden sollen nun die Kernkriterien der qualitativen Forschung für die hier vorliegende Forschungsarbeit herangezogen werden:

Intersubjektive Nachvollziehbarkeit

Die intersubjektive Nachvollziehbarkeit, wie Steinke sie als eines der Kernkriterien der qualitativen Forschung fordert, wurde in dieser Arbeit gewährleistet, indem alle Schritte der Untersuchung beschrieben (vgl. Kapitel V.) und exemplarisch vorgestellt. Alle Schritte für alle Interviews wurden Tabellen und Übersichten dargestellt und können, genauso wie die untersuchten Textvorlagen in Form der anonymisierten Transkripte, jederzeit bei der Autorin angefragt werden.

Die regelgerechte Anwendung der Methode der systematischen Metaphernanalyse nach Rudolf Schmitt ist eine weitere Sicherung der intersubjektiven Nachvollziehbarkeit.

Indikation des Forschungsprozesses

> „Gegenstandsangemessenheit ist nicht nur ein Kennzeichen qualitativer Forschung, sondern kann zugleich als Kriterium dafür betrachtet werden, ob dieser Anspruch eingelöst wurde" (Steinke 2017:326).

Die vorliegende Forschungsarbeit mit ihrer speziellen Fragestellung entwickelte sich aus dem aktuellen Forschungsstand. Die Gegenstandsangemessenheit der Methodenwahl wurde im Kapitel methodische Begründung dargelegt und begründet. Transkriptionsregeln wurden im Kapitel V.3. erläutert.

Empirische Verankerung

Theoriebildung ist nicht das primäre Ziel der systematischen Metaphernanalyse. Die von Steinke geforderten Kriterien, dicht an den Daten und auf der Basis systematischer Datenanalyse zu arbeiten (vgl. Steinke 2017), kann hier erfüllt werden. Das Bilden metaphorischer Konzepte erfolgte aus der Identifikation metaphorischer Redewendungen aus dem erhobenen Datenmaterial und folgen dem von Schmitt vorgegeben Systematik (vgl. Schmitt 2017; Schmitt et al. 2018).

Limitationen

Die vorliegende Arbeit zeigt aus der Perspektive der Forscherin eine Limitation in der Interviewführung, die auf die Unerfahrenheit der Forscherin zurückzuführen ist. Ausgegangen von der sehr offenen Form des narrativen Interviews zeigten sich zwei Schwierigkeiten. Einerseits entschied sich die Forscherin für eine sehr offene Fragestellung, um eine Vorprägung mit Metaphern durch die Fragestellung zu vermeiden. Diese sehr offen gestellte Frage „Wie erleben Sie das, was sich zwischen Ihnen und der Patient:in ereignet?" löste bei den Interviewten eine Art Hilflosigkeit aus, weil sie nicht genau verstanden, was damit gemeint sein sollte. Deshalb ergab es sich, dass die Interviewerin bei Redepausen die Fortsetzung des Redeflusses durch vermehrtes Nachfragen häufiger als üblich beschleunigte.

Eine weitere Limitation ergibt sich dadurch, dass nur eine Person die Analyse durchführte und dadurch nur aus einer Perspektive an das Datenmaterial herangegangen wurde. Es ergab sich auch, dass sehr schnell metaphorische Konzepte aus dem einen Interview in anderen wiedergefunden wurden. Das Erkennen und Verstehen von metaphorischen Konzepten ist dadurch auch stark geprägt von dem Vorverstehen aus den Analysen vorangegangener Analysen. Die Forscherin schließt nicht aus, dass durch eine weniger starke Vorprägung möglicherweise andere Schwerpunkte in der Konzeptbildung entstehen würden.

Eine weitere Limitation der Forschungsergebnisse ergibt sich durch die Methode der Metaphernanalyse, die nur die Sprachbilder untersucht. Es zeigte sich jedoch in den Interviews, dass Redepassagen in besonderen Stimmungslagen erzählt wurden, die weitere Erkenntnisse vermuten lassen. Ebenso bleiben bei der Bildung metaphorischer Konzepte möglicherweise metaphorische Redewendungen außen vor, die nur bei wiederholter Überarbeitung und mit der Ausweitung und Umformulierung der metaphorischen Konzepte zugeordnet werden könnten

Qualität der Identifikation von Metaphern

In Abweichung von Steinke und im Speziellen für die systematische Metaphernanalyse, schlägt Schmitt die Überprüfung der Qualität der Identifikation von Metaphern vor (vgl. Schmitt et al. 2018). Die metaphorischen Konzepte der vorliegenden Arbeit sind in mehrmaligen Durchläufen aus den identifizierten metaphorischen Redewendungen gebildet worden. Sie wurden nicht in einem einmaligen Entdecken identifiziert und gebildet, sondern waren ein „in einen Zirkel des Verstehens eingebundenes Geschehen, das prinzipiell nie beendet ist." (Schmitt et al. 2018:91f).

Kohärenz, Anzahl und Sättigung der metaphorischen Konzepte

Das von Steinke vorgeschlagene Kriterium der Kohärenz wurde von Schmitt auf die systematische Metaphernanalyse auf die Anzahl und Sättigung der metaphorischen Konzepte bezogen (vgl. Schmitt et al. 2018). Schmitt sieht nicht als Ziel der systematischen Metaphernanalyse das Herausbilden einer einzigen Wurzelmetapher. Die gebildeten metaphorischen Konzepte sind grundsätzlich nicht eine Frage der Quantität, dennoch empfiehlt er eine valide Grundlage für ein metaphorisches Konzept, wenn ab sechs metaphorische Redewendungen zu einem metaphorischen Konzept zusammengefasst werden können (Schmitt 2017; Schmitt et al. 2018). Dies erfolgte in den meisten Fällen, es sei denn, dass ein metaphorisches Konzept entweder durch metaphorische Narrationen oder erzählende Zitationen erweitert werden konnte (vgl. Schmitt 2017).

Relevanz

Steinke fragt nach der Relevanz der Fragestellung und nach dem Beitrag und dem zur Verfügung stellen neuer Deutungen (vgl. Steinke 2017). Die Relevanz der Forschungsfrage wurde in Kapitel IV ausführlich erörtert. Aufgrund der aktuellen Forschungslage zum Konzept der Zwischenleiblichkeit und der Verhandlung der Leiblichkeit in der Pflegewissenschaft wurde die Relevanz der Forschungsfrage umfassend dargelegt. In der Diskussion wurde die Anschlussfähigkeit der Ergebnisse an die Theorie und die Bedeutung der Ergebnisse für die pflegewissenschaftliche Forschung erörtert.

X. Fazit und Ausblick

Ausgehend von einem Forschungsinteresse an der Bedeutung des Spürens und Empfindens und deren Bedeutung für das pflegerische Handeln legte die vorliegende Forschungsarbeit das Konzept der Zwischenleiblichkeit als Ausgangspunkt zugrunde. Aus den Erkenntnissen des theoretischen Rahmens ergab sich die Frage danach, wie beruflich Pflegende zwischenleibliche Geschehnisse erleben. Es wurde der aktuelle Forschungsstand durch eine systematische Literaturrecherche untersucht. Aufgrund des impliziten und präreflexiven Charakters zeigte sich bei der Methodenwahl die systematische Metaphernanalyse nach Rudolf Schmitt als zielführend und geeignet, da präreflexives Empfinden sprachlich in Metaphern expliziert werden kann (vgl. Schmitt 2017; Stadelbacher 2016).

Die Datenerhebung wurde in Form von fünf Interviews mit beruflich Pflegenden, je drei aus dem chirurgischen, eine aus dem internistischen Bereich und eine Pflegefachperson, die als Springerin auf allen Stationen arbeitet, durchgeführt. Die Daten wurden in jedem Interview einzeln für sich mit der systematischen Metaphernanalyse untersucht. Die Ergebnisse wurden miteinander verglichen und vor dem Hintergrund der Literatur und dem theoretischen Rahmens diskutiert.

Die Ergebnisse der Analyse zeigen, dass für beruflich Pflegende das Spüren, das Gefühl oder das Gespür wichtiger Bestandteil des pflegerischen Handelns sind und fast wie ein Werkzeug eingesetzt werden. Als weiteres Ergebnis der Untersuchung konnte hervorgebracht werden, dass die Pflegenden aus dem chirurgischen Bereich und die Pflegende, die als Springerin eingesetzt wird, das *Dazwischen* als ein Aufspüren von Nicht-Ordnung oder als ein Überwachen und Kontrollieren erleben.

Geleitet von Gespür zeigt sich bei vier Interviews ein *Hinspüren,* ob die Ordnung noch da ist. Bei der Pflegefachperson aus dem internistischen Bereich zeigten sich keine metaphorischen Konzepte dieser Art. Dies könnte ein Ausgangspunkt für weitere Forschungsvorhaben darstellen. Eine Untersuchung der Unterschiede und Gemeinsamkeiten des Erlebens zwischenleiblicher Geschehnisse in verschiedenen Bereichen pflegerischen Handelns könnte auch mit einem größeren Datenkorpus interessante Ergebnisse zutage fördern.

Im Ringen darum, das *Dazwischen* auszudrücken, tauchten auch metaphorische Konzepte des Verhältnisses auf. Es zeigte sich, dass die Beschreibung der Beziehung zwischen Pflegenden und Pflegeempfangenden für die Interviewten nicht so einfach und kaum sprachlich fassbar war. Im Kontext des Konzepts der Zwischenleiblichkeit erschien dies als verständlich, da der Leib selbst, wie Waldenfels und Merleau-Ponty beschreiben, schwer zu fassen sei (vgl. Waldenfels 2016a; Merleau-Ponty 2010). Auch die als eigentümlich anmutende Nähe zu den Patient:innen, zeigt sich mit dem Blick aus der Perspektive des Konzepts der Zwischenleiblichkeit als verstehbar. Diese Erkenntnis war faszinierend und zeigt auf, dass übliche Konzepte den Beziehungsaspekt nur begrenzt aufzeigen können, was im *Dazwischen* das pflegerische Handeln ausmacht. Es bestätigt die Aussagen über die zentrale Stellung des Leibes für das pflegerische Handeln wie es bei Hülsken-Giesler (2008) und Uzarewicz/Uzarewicz (2005) deutlich herausgearbeitet wurde. Hier könnten vertiefende Untersuchungen spannende Ergebnisse zeigen und möglicherweise zu einem tieferen Verständnis pflegerischen Handelns beitragen.

Das Erleben des Linearen als Aspekt des Dazwischen, das sich in Weg-Metaphoriken zeigt, ist so im theoretischen Hintergrund nicht wiederzufinden, zeigt aber möglicherweise auf einer höheren Abstraktionsebene den Ausdruck des Versuchs der Kontrolle. Hier eröffnet sich ein Feld für weitere Forschung zur Ausarbeitung der Leitlinien pflegerischen Handelns insgesamt und idealerweise differenziert nach ihrer Unterschiedlichkeit bezogen auf die einzelnen Fachbereiche. Erkenntnisse darüber könnten dann in verschiedene Bereiche der Forschung, Ökonomie und der Aus- und Weiterbildung von Pflegefachpersonen einfließen.

Das Thema Kontrolle tauchte in verschiedener Art und Weise auf, einerseits als metaphorische Konzepte der Kontrolle und Überwachung oder aber in Form der starken Verdinglichung von Situationen und Momenten. Interessant für weitere Untersuchungen sind da m. E. zwei Aspekte. Zum einen stellt sich aufgrund der Ergebnisse die Frage, ob die starke Objektivierung, wie sie vor allem im Interview ROSE deutlich wurde, ein Schutzmechanismus ist oder eine grundsätzliche Haltung der Berufstätigkeit gegenüber. Im Anschluss daran ergibt sich auch die Frage, wie die vertiefte Erforschung von zwischenleiblichen Phänomenen und damit deren zunehmende Explizierung dazu beitragen kann, ein hilfreiches und professionelles Repertoire zum Umgang mit zwischenleiblichen Herausforderungen zu entwickeln und dadurch die Berufsausübung interessanter und attraktiver zu machen. hilfreich sein kann und die Berufsausübung interessanter und attraktiver machen könnte. Zum anderen bleibt auch die Frage nach der Belastung, wie Harrison et al. (2019) aufzeigen, offen. Dieser Aspekt könnte sicherlich zu wesentlichen Erkenntnissen für die Profession Pflege führen. Aus der Untersuchung zwischenleiblicher Belastungen ließen sich möglicherweise neue Erkenntnisse zur Gesundheitsförderung von Pflegefachpersonen aufzeigen.

Als Grenzen dieser Forschungsarbeit sind sicher aufzuzeigen, dass Pflegende hier offen und ohne Vorinformation nach dem *Dazwischen* gefragt wurden. Möglicherweise könnte eine Einführung in das Konzept der Zwischenleiblichkeit und eine Schulung des Reflexionsvermögens andere Ergebnisse zutage fördern. Es wurde mit jeder Pflegefachperson nur ein Interview durchgeführt. Einige Studien (Vouzavali et al. 2011; Schmitt 1995) führten mit den Teilnehmenden mehrere Interviews durch. Dies könnte, durch das wachsende Vertrauen und das vermehrte Reflektieren des eigenen Handelns, tiefergreifende Erkenntnisse hervorbringen. Es zeigte sich in einigen Interviews, dass die Teilnehmerinnen gegen Ende des Interviews freier und offener wurden. Eine Triangulation mit anderen Methoden könnte noch weitere Erkenntnisse versprechen.

Zur Erforschung des Konzepts der Zwischenleiblichkeit im pflegewissenschaftlichen Kontext liegen derzeit kaum empirische Untersuchungen vor. Hier zeigen sich viele weitere Möglichkeiten und Anschlussstellen für weitere Forschung.

Die im Ergebnis gefundene Tendenz bei chirurgisch Pflegenden, das *Dazwischen* stark kontrollierend zu erleben, sollte in der Gruppe der chirurgisch Pflegenden auf eine Verallgemeinerbarkeit hin untersucht werden. Ebenso, ob die internistisch Pflegende, für die Kontrolle nicht so ein prägendes Thema war, exemplarisch für die Gruppe der internistisch Pflegenden ist oder nicht. Interessant wäre auch ein Vergleich von Pflegenden aus dem chirurgischen Fachbereich mit denen aus der Intensivpflege. Da in beiden Bereichen Überwachung eine zentrale Aufgabe ist, könnte die Tiefe der Verbindung, wie sie auch aus der Studie von Vouzavali et al. hervorgeht und wie es sich in der vorliegenden Untersuchung andeutet, unterschiedlich sein.

Die Ergebnisse zeigen für die pflegewissenschaftliche Forschung interessante Erkenntnisse. Das *Dazwischen* scheint in unterschiedlichen Tätigkeitsfeldern des pflegerischen Handelns zum Teil sehr ähnlich bzw. vergleichbar erlebt zu werden. Spüren, Gefühl und Gespür waren als metaphorische Konzepte in allen Interviews zu finden. Gleichzeitig zeigte sich eine Differenz zwischen internistisch Pflegender und chirurgisch Pflegenden, was den Bereich des Aufspürens von Nicht-Ordnung betraf.

In allen Interviews zeigten sich metaphorische Konzepte, die die Besonderheit der Beziehung in den Fokus rückten und im Rückschluss an den theoretischen Hintergrund des Konzepts der Zwischenleiblichkeit ergeben sich eine Vielzahl von weiteren Forschungsmöglichkeiten. Die Untersuchung und die Anschlussfähigkeit der Ergebnisse an den theoretischen Hintergrund zeigte der Forscherin die Bedeutsamkeit von empirischen Untersuchungen für dieses Feld und lässt die Erwartung und das Interesse der Forscherin an weiteren Untersuchungen wachsen.

XI. Literatur und Quellenverzeichnis

XI.1. Literaturverzeichnis

Alloa, Emmanuel; Bedorf, Thomas; Grüny, Christian; Klass, Tobias, Nikolaus (Hg.) (2012): Leiblichkeit. Geschichte und Aktualität eines Konzepts. 1. Aufl. Stuttgart, Tübingen: UTB GmbH; Mohr Siebeck (utb-studi-e-book, 3633). Online verfügbar unter http://www.utb-studi-e-book.de/9783838536330.

Bartholomeyczik, Sabine (Hg.) (2003): Das Originäre der Pflege entdecken. Pflege beschreiben, erfassen, begrenzen; [Fachtagung 2002. Deutscher Verein für Pflegewissenschaft. Frankfurt am Main: Mabuse Verl. (Pflege & Gesellschaft / Sonderausgabe).

Bensch, Sandra (2014): Hermeneutisches Fallverstehen: In der Pflege(lehrer) ausbildung angekommen? In: *PADUA* 9 (3), S. 145–152. DOI: 10.1024/1861-6186/a000182.

Bermes, Christian (2012): Maurice Merleau-Ponty zur Einführung. 3., aktualisierte Aufl. Hamburg: Junius (Zur Einführung, 299).

Bienstein, Christel; Schnell Martin (2004): Pflegewissenschaft als Leibwissenschaft und die Herausforderung durch Biotechnologie. In: Martin Schnell (Hg.): Leib.Körper.Maschine. Interdisziplinäre Studien über den bedürftigen Menschen. Düsseldorf: verlag selbstbestimmtes leben, S. 139–144.

Böhnke, Ulrike (2016b): Rekonstruktive Fallarbeit in Pflege und Gesundheit. Theoretische Begründungslinien einer reflexiven Könnerschaft. In: Manfred Hülsken-Giesler, Susanne Kreutzer und Nadin Dütthorn (Hg.): Rekonstruktive Fallarbeit in der Pflege. Methodologische Reflexionen und praktische Relevanz für Pflegewissenschaft, Pflegebildung und die direkte Pflege. 1st ed. Gottingen: Vandenhoeck & Ruprecht (Pflegewissenschaft und Pflegebildung, v.13), S. 33–59.

Böhnke, Ulrike (2010): Dem Leibkörper auf der Spur. Theoretischer Begründungsrahmen professioneller reflexiver Könnerschaft im Berufsfeld Pflege. Dissertation. Universität Bremen, Bremen. Online verfügbar unter https://elib.suub.uni-bremen.de/edocs/00103599-1.pdf, zuletzt geprüft am 04.02.2019.

Böhnke, Ulrike; Straß, Katharina (2006): Die Bedeutung der kritisch- Die Bedeutung der kritisch-rekonstruktiven Fallarbeit in der LehrerInnenbildung. im Berufsfeld Pflege. In: *Pflegepädagogik* (04), S. 197–205.

Brandenburg, Hermann; Panfil, Eva-Maria; Mayer, Herbert; Manzei, Alexandra; Schnell, Martin W.; Schnepp, Wilfried et al. (Hg.) (2013): Pflegewissenschaft 2. Lehr- und Arbeitsbuch zur Einführung in die Methoden der Pflegeforschung. 2., vollständig überarbeitete Auflage. Bern: Verlag Hans Huber (Pflegeforschung). Online verfügbar unter http://elibrary.hogrefe.de/9783456951607/A.

Brieskorn-Zinke, Marianne (2019): Leiblichkeit als Herausforderung für die Pflegebildung. In: *Pflege & Gesellschaft* 24 (2), S. 167–182.

Bubner, Rüdiger; Cramer, Konrad; Wiehl, Reiner (Hrsg.) (1970): Hermeneutik und Dialektik I. Tübingen: Mohr.

Conradi, Elisabeth (2001): Take care. Grundlagen einer Ethik der Achtsamkeit. Zugl.: Basel, Univ., Diss., 1999. Frankfurt/Main: Campus-Verl.

Czechmeister, Cathrine (1994): Metaphor in illness and nursing: a two-edged sword. A discussion of the social use of metaphor in everyday language, and implications of nursing and nursing education. In: *Journal of advanced nursing* (19), S. 1226–1233.

Darmann-Finck, Ingrid; Böhnke, Ulrike; Straß, Katharina (Hg.) (2013): Fallrekonstruktives Lernen. Ein Beitrag zur Professionalisierung in den Berufsfeldern Pflege und Gesundheit. 2. Aufl. Frankfurt am Main: Mabuse-Verl. (Mabuse-Verlag Wissenschaft, 111).

Duin, Nancy; Sutcliffe, Jenny (1993): Geschichte der Medizin. Von der Antike bis zum Jahr 2020. Köln: vgs.

Dütthorn, Nadin; Busch, Jutta (2016b): Rekonstruktive Fallarbeit in pflegedidaktischer Perspektive. In: Manfred Hülsken-Giesler, Susanne Kreutzer und Nadin Dütthorn (Hg.): Rekonstruktive Fallarbeit in der Pflege. Methodologische Reflexionen und praktische Relevanz für Pflegewissenschaft, Pflegebildung und die direkte Pflege. 1st ed. Gottingen: Vandenhoeck & Ruprecht (Pflegewissenschaft und Pflegebildung, v.13), S. 187–214.

Fischer-Rosenthal, Wolfram und Rosenthal, Gabriele (1997): Narrationsanalyse biographischer Selbstpräsentationen. In: Ronald Hitzler und Anne Honer (Hg.): Sozialwissenschaftliche Hermeneutik. Eine Einführung. Opladen: Leske + Budrich (Uni-Taschenbücher Sozialwissenschaften, 1885), S. 133–164.

Flick, Uwe; Kardorff, Ernst von; Steinke, Ines (Hg.) (2017): Qualitative Forschung. Ein Handbuch. 12. Auflage, Originalausgabe. Reinbek bei Hamburg: rowohlts enzyklopädie im Rowohlt Taschenbuch Verlag (Rororo Rowohlts Enzyklopädie, 55628).

Friesacher, Heiner (2008): Theorie und Praxis pflegerischen Handelns. Begründung und Entwurf einer kritischen Theorie der Pflegewissenschaft. Zugl.: Osnabrück, Univ., Diss., 2006. Göttingen: V & R Unipress Univ.-Verl. Osnabrück (Pflegewissenschaft und Pflegebildung, 2).

Froggatt, Katherine (1998): The place of metaphor and language in exploring nurses' emotional work. In: *J Adv Nurs* 28 (2), S. 332–338. DOI: 10.1046/j.1365-2648.1998.00688.x.

Fuchs, Thomas (2000): Leib, Raum, Person. Entwurf einer phänomenologischen Anthropologie. Teilw. zugl.: München, Univ., Diss., 1999. Stuttgart: Klett-Cotta. Online verfügbar unter http://d-nb.info/958867836/04.

Fuchs, Thomas (2010): Das Leibgedächtnis in der Demenz. In: Andreas Kruse (Hg.): Lebensqualität bei Demenz? Zum gesellschaftlichen und individuellen Umgang mit einer Grenzsituation im Alter (Heidelberg: Akademischer Verlagsgesellschaft AKA GmbH, S. 231–242.

Fuchs, Thomas (2017): Intercorporeality and interaffectivity. In: Christian Meyer, Jürgen Streeck und J. Scott Jordan (Hg.): Intercorporeality. Emerging socialities in interaction. New York, NY, United States of America: Oxford University Press (Foundations of human interaction), S. 3–23.

Gadamer, Hans-Georg (1990): Wahrheit und Methode. Grundzüge einer philosophischen Hermeneutik. 6. Aufl. Tübingen: J.C.B. Mohr (Paul Siebeck).

Goodman, C. (2001): The use of metaphor in district nursing: maintaining a balance. In: *J Adv Nurs* 33 (1), S. 106–112.

Habermas, Jürgen (1970): Der Universalitätsanspruch der Hermeneutik. In: Rüdiger Bubner, Konrad Cramer, Reiner Wiehl (Hrsg.) (Hg.): Hermeneutik und Dialektik I. Tübingen: Mohr., S. 73–103.

Harrison, Helen F.; Kinsella, Elizabeth Anne; DeLuca, Sandra (2019): Locating the lived body in client-nurse interactions: Embodiment, intersubjectivity and intercorporeality. In: *Nursing philosophy : an international journal for healthcare professionals* 20 (2), e12241. DOI: 10.1111/nup.12241.

Henze, Karl-Heinz; Piechotta-Henze, Gudrun (Hg.) (2004): Brennpunkt Pflege. Beschreibung und Analyse von Belastungen des pflegerischen Alltags. Frankfurt am Main: Mabuse-Verl. Online verfügbar unter http://www.socialnet.de/rezensionen/isbn.php?isbn=978-3-935964-08-1.

Herholdt-Lomholdt, Sine Maria (2019): Invisible but sensible aesthetic aspects of excellence in nursing. In: *Nursing philosophy : an international journal for healthcare professionals* 20 (2), e12238. DOI: 10.1111/nup.12238.

Hitzler, Ronald; Honer, Anne (Hg.) (1997): Sozialwissenschaftliche Hermeneutik. Eine Einführung. Opladen: Leske + Budrich (Uni-Taschenbücher Sozialwissenschaften, 1885).

Hülsken-Giesler, Manfred (2016a): Körper und Leib als Ausgangspunkt eines mimetisch begründeten Pflegehandelns. In: Andreas Uschok (Hg.): Körperbild und Körperbildstörungen. Handbuch für Pflege- und Gesundheitsberufe. 1. Aufl. s.l.: Hogrefe Verlag Bern (ehemals Hans Huber), S. 55–67.

Hülsken-Giesler, Manfred (2016b): Rekonstruktive Fallarbeit in der Pflege. Ausgangslage und Problemstellung. In: Manfred Hülsken-Giesler, Susanne Kreutzer und Nadin Dütthorn (Hg.): Rekonstruktive Fallarbeit in der Pflege. Methodologische Reflexionen und praktische Relevanz für Pflegewissenschaft, Pflegebildung und die direkte Pflege. 1st ed. Gottingen: Vandenhoeck & Ruprecht (Pflegewissenschaft und Pflegebildung, v.13), S. 15–32.

Hülsken-Giesler, Manfred (2008): Der Zugang zum Anderen : zur theoretischen Rekonstruktion von Professionalisierungsstrategien pflegerischen Handelns im Spannungsfeld von Mimesis und Maschinenlogik. Göttingen: V & R Unipress, Universitätsverlag Osnabrück (Pflegewissenschaft und Pflegebildung).

Hülsken-Giesler, Manfred; Kreutzer, Susanne; Dütthorn, Nadin (Hg.) (2016b): Rekonstruktive Fallarbeit in der Pflege. Methodologische Reflexionen und praktische Relevanz für Pflegewissenschaft, Pflegebildung und die direkte Pflege. 1st ed. Gottingen: Vandenhoeck & Ruprecht (Pflegewissenschaft und Pflegebildung, v.13). Online verfügbar unter https://ebookcentral.proquest.com/lib/gbv/detail.action?docID=4697649.

Kruse, Andreas (Hg.) (2010): Lebensqualität bei Demenz? Zum gesellschaftlichen und individuellen Umgang mit einer Grenzsituation im Alter (Heidelberg: Akademischer Verlagsgesellschaft AKA GmbH.

Lakoff, George; Johnson, Mark (1999): Philosophy in the flesh. The embodied mind and its challenge to Western thought. [Nachdr.]. New York, NY: Basic Books.

Lakoff, George; Johnson, Mark (2014): Leben in Metaphern. Konstruktion und Gebrauch von Sprachbildern. 8. Aufl. Heidelberg: Carl-Auer-Verl. (Systemische Horizonte). Online verfügbar unter http://d-nb.info/972534180/04.

Marriner-Tomey, Ann (1992): Pflegetheoretikerinnen und ihr Werk. 1. Aufl. Basel: Recom-Verl.

Merleau-Ponty, Maurice (2004): Das Sichtbare und das Unsichtbare. Gefolgt von Arbeitsnotizen. 3. Auflage. Hg. v. Claude Lefort. München: Wilhelm Fink Verlag (Übergänge, 13).

Merleau-Ponty, Maurice; Arndt, Hans Werner; Bermes, Christian (Hg.) (2003): Das Auge und der Geist. Philosophische Essays. Hamburg: Meiner (Philosophische Bibliothek, 530). Online verfügbar unter http://d-nb.info/96720948x/04.

Merleau-Ponty, Maurice; Böhm, Rudolf (2010): Phänomenologie der Wahrnehmung. 6. Aufl., photomechan. Nachdr. der Ausg. 1966; Reprint 2010. Berlin: de Gruyter (Phänomenologisch-psychologische Forschungen de Gruyter-Studienbuch, 7).

Meyer, Christian; Streeck, Jürgen; Jordan, J. Scott (Hg.) (2017): Intercorporeality. Emerging socialities in interaction. New York, NY, United States of America: Oxford University Press (Foundations of human interaction).

Petherbridge, Danielle (2019): Beyond Empathy: Vulnerability, Relationality and Dementia. In: *International Journal of Philosophical Studies* 8 (5), S. 1–20. DOI: 10.1080/09672559.2019.1594588.

Puurveen, Gloria (2017): Intercorporeality and visual representations of carework in nursing home environments. In: *Cogent Arts & Humanities* 4 (1), S. 28. DOI: 10.1080/23311983.2017.1422226.

Remmers, Hartmut (2016b): Vorwort. In: Manfred Hülsken-Giesler, Susanne Kreutzer und Nadin Dütthorn (Hg.): Rekonstruktive Fallarbeit in der Pflege. Methodologische Reflexionen und praktische Relevanz für Pflegewissenschaft, Pflegebildung und die direkte Pflege. 1st ed. Gottingen: Vandenhoeck & Ruprecht (Pflegewissenschaft und Pflegebildung, v.13), S. 7–11.

Remmers, Hartmut (2000): Pflegerisches Handeln. Wissenschafts- und Ethikdiskurse zur Konturierung der Pflegewissenschaft. @Bremen, Univ., Habil.schr., 1998. 1. Aufl. Bern: Huber (Reihe Pflegewissenschaft).

Remmers, Hartmut; Busch, Jutta; Hülsken-Giesler, Manfred (2004): Berufliche Belastungen in der onkologischen Pflege. Analyse der Berichte Die Aufgabe einer Krankenschwester... und Börnie und ich.Oder : Verheizte Menschen wärmen nicht. In: Karl-Heinz Henze und Gudrun Piechotta-Henze (Hg.): Brennpunkt Pflege. Beschreibung und Analyse von Belastungen des pflegerischen Alltags. Frankfurt am Main: Mabuse-Verl., S. 27–58.

Remmers, Hartmut (Hg.) (2011): Pflegewissenschaft im interdisziplinären Dialog. Eine Forschungsbilanz. Göttingen: V & R Unipress Universitätsverlag Osnabrück.

Rocco, Gennaro; Affonso, Dyanne D.; Mayberry, Linda J.; Stievano, Alessandro; Alvaro, Rosaria; Sabatino, Laura (2014): The Evolution of Professional Nursing Culture in Italy: Metaphors and Paradoxes. In: *Global qualitative nursing research* 1, 2333393614549372. DOI: 10.1177/2333393614549372.

Schmitt, Rudolf (1995): Metaphern des Helfens. Zugl.: Berlin, Freie Univ., Diss., 1993. Weinheim: Beltz Psychologie-Verl.-Union (Fortschritte der psychologischen Forschung, 26).

Schmitt, Rudolf (2011): Systematische Metaphernanalyse als qualitative sozialwissenschaftliche Forschungsmethode. In metaphorik.de 21/2011, S. 47–82, http://www.metaphorik.de/de/journal/21/systematische-metaphernanalyse-als-qualitative-sozialwissenschaftliche-forschungsmethode.html. In: *metaphorik.de*.

Schmitt, Rudolf (2017): Systematische Metaphernanalyse als Methode der qualitativen Sozialforschung. Wiesbaden: Springer VS. Online verfügbar unter http://lib.myilibrary.com?id=934953.

Schmitt, Rudolf; Böhnke, Ulrike (2013): Detailfunde, Überdeutungen und einige Lichtblicke: Metaphernanalyse in gesundheits-und pflegewissenschaftlichen Analysen. In: Ingrid Darmann-Finck, Ulrike Böhnke und Katharina Straß (Hg.): Fallrekonstruktives Lernen. Ein Beitrag zur Professionalisierung in den Berufsfeldern Pflege und Gesundheit. 2. Aufl. Frankfurt am Main: Mabuse-Verl. (Mabuse-Verlag Wissenschaft, 111), S. 123–149.

Schmitt, Rudolf; Schröder, Julia; Pfaller, Larissa (2018): Systematische Metaphernanalyse. Eine Einführung. Wiesbaden: Springer Fachmedien Wiesbaden. Online verfügbar unter http://dx.doi.org/10.1007/978-3-658-21460-9.

Schnell, Martin (2016a): Zur Relevanz der Phänomenologie der Leiblichkeit für die Pflege. In: Andreas Uschok (Hg.): Körperbild und Körperbildstörungen. Handbuch für Pflege- und Gesundheitsberufe. 1. Aufl. s.l.: Hogrefe Verlag Bern (ehemals Hans Huber), S. 45–55.

Schnell, Martin (2004): Leib, Körper, Maschine im Zeichen des bedürftigen Menschen. In: Martin Schnell (Hg.): Leib.Körper.Maschine. Interdisziplinäre Studien über den bedürftigen Menschen. Düsseldorf: verlag selbstbestimmtes leben, S. 9–24.

Schnell, Martin (Hg.) (2004): Leib.Körper.Maschine. Interdisziplinäre Studien über den bedürftigen Menschen. Düsseldorf: verlag selbstbestimmtes leben.

Schnell, Martin W. (2013): Pflegeforschungsethik. In: Hermann Brandenburg, Eva-Maria Panfil, Herbert Mayer, Alexandra Manzei, Martin W. Schnell, Wilfried Schnepp et al. (Hg.): Pflegewissenschaft 2. Lehr- und Arbeitsbuch zur Einführung in die Methoden der Pflegeforschung. 2., vollständig überarbeitete Auflage. Bern: Verlag Hans Huber (Pflegeforschung), S. 191–201.

Schnell, Martin W. (2017): Ethik im Zeichen vulnerabler Personen. Leiblichkeit – Endlichkeit – Nichtexklusivität. 1. Auflage 2017. Weilerswist: Velbrück Wissenschaft.

Schnell, Martin W.; Dunger, Christine (2018): Forschungsethik. Informieren – reflektieren – anwenden. Unter Mitarbeit von Sabine Bartholomeyczik. 2. vollständig überarbeitete und erweiterte Auflage. Bern: Hogrefe. Online verfügbar unter http://elibrary.hogrefe.de/9783456958507.

Stadelbacher, Stephanie (2016): Die körperliche Konstruktion des Sozialen. Zum Verhältnis von Körper, Wissen und Interaktion. 1st ed. Bielefeld: transcript (KörperKulturen). Online verfügbar unter https://ebookcentral.proquest.com/lib/gbv/detail.action?docID=4688495.

Steinke, Ines (2017): Gütekriterien qualitativer Forschung. In: Uwe Flick, Ernst von Kardorff und Ines Steinke (Hg.): Qualitative Forschung. Ein Handbuch. 12. Auflage, Originalausgabe. Reinbek bei Hamburg: rowohlts enzyklopädie im Rowohlt Taschenbuch Verlag (Rororo Rowohlts Enzyklopädie, 55628), S. 319–331.

Sternagel, Jörg (2012): Bernhard Waldenfels. – Responsivität des Leibes. In: Emmanuel Alloa, Thomas Bedorf, Christian Grüny und Klass, Tobias, Nikolaus (Hg.): Leiblichkeit. Geschichte und Aktualität eines Konzepts. 1. Aufl. Stuttgart, Tübingen: UTB GmbH; Mohr Siebeck (utb-studi-e-book, 3633), S. 116–129.

Straubenmüller, Viola (2015): Pflege(n) ist ästhetisch! In: *PADUA* 10 (1), S. 19–23. DOI: 10.1024/1861-6186/a000224.

Sundin, Karin; Jansson, Lilian (2003): 'Understanding and being understood' as a creative caring phenomenon – in care of patients with stroke and aphasia. In: *J Clin Nurs* 12 (1), S. 107–116. DOI: 10.1046/j.1365-2702.2003.00676.x.

Uzarewicz, Charlotte (2003): Das Konzept der Leiblichkeit und seine Bedeutung in der Pflege. In: Sabine Bartholomeyczik (Hg.): Das Originäre der Pflege entdecken. Pflege beschreiben, erfassen, begrenzen; [Fachtagung 2002. Frankfurt am Main: Mabuse Verl. (Pflege & Gesellschaft / Sonderausgabe), S. 13–26.

Uzarewicz, Charlotte; Uzarewicz, Michael (1997): Anthropologische Grundlagen und Menschenbilder in der Intensivpflege. www.gnp-online.de. Online verfügbar unter https://www.gnp-online.de/fileadmin/media/Anthropologie_und_Menschenbilder_-_Intensiv.pdf, zuletzt geprüft am 14.06.2019.

Vouzavali, Foteini J. D.; Papathanassoglou, Elizabeth D. E.; Karanikola, Maria N. K.; Koutroubas, Anna; Patiraki, Elisabeth I.; Papadatou, Danai (2011): 'The patient is my space': hermeneutic investigation of the nurse-patient relationship in critical care. In: *Nursing in critical care* 16 (3), S. 140–151. DOI: 10.1111/j.1478-5153.2011.00447.x.

Waldenfels, Bernhard (2016a): Antwortregister. 2. Aufl. Frankfurt am Main: Suhrkamp (Suhrkamp-Taschenbuch Wissenschaft, 1838).

Waldenfels, Bernhard (2016b): Das leibliche Selbst. Vorlesungen zur Phänomenologie des Leibes. 6. Auflage. Hg. v. Regula Giuliani. Frankfurt am Main: Suhrkamp (Suhrkamp Taschenbuch Wissenschaft, 1472).

Weidert, Sabine (2007): Leiblichkeit in der Pflege von Menschen mit Demenz: zum Umgang mit anspruchsvollen Pflegesituationen im Klinikalltag. Frankfurt am Main: Mabuse-Verl.

Wurzbach, Mary Ellen (1999): The moral metaphors of nursing. In: *Journal of advanced nursing* (30), S. 94–99.

Zeiler, Kristin (2014): A philosophical defense of the idea that we can hold each other in personhood: intercorporeal personhood in dementia care. In: *Medicine, health care, and philosophy* 17 (1), S. 131–141.

Zhai, Dongxue; Guo, Yaling; Lu, Zhongyi (2018): A Dual Mechanism of Cognition and Emotion in Processing Moral-Vertical Metaphors. In: *Frontiers in psychology* 9, S. 1554. DOI: 10.3389/fpsyg.2018.01554.

XI.2. Quellenverzeichnis

https://www.wortbedeutung.info

https://www.leitlinienprogramm-onkologie.de/fileadmin/user_upload/Downloads/Leitlinien/Palliativmedizin/Version_2/LL_Palliativmedizin_2.0_Kurzversion.pdf

Amekor, Lola Maria 2019: „Der Begriff der Zwischenleiblichkeit bei Maurice Merleau-Ponty als theoretischer Hintergrund für die Pflegewissenschaft im Ringen um das Originäre der Pflege", unveröffentlichte Hausarbeit im Modul Methoden I – Fundierung standardisierter und qualitativer Forschungsmethoden an der Philosophisch-Theologischen-Hochschule Vallendar, liegt dort dem Prüfungsamt vor

Hülsken-Giesler, Manfred (2001): Kommunikation und Mimesis. Zur spezifischen Sprach-, Körper und Leibvermitteltheit des pflegerischen Handelns und ihre Bedeutung für pflegerische Bildungsprozesse. Unveröffentlichte Diplomarbeit. Universität Bremen, Bremen.